公立医院全面预算管理实务

安秀丽　编著

黑龙江科学技术出版社

图书在版编目（CIP）数据

公立医院全面预算管理实务 / 安秀丽编著. -- 哈尔滨 ： 黑龙江科学技术出版社, 2021.10
ISBN 978-7-5719-1122-5

Ⅰ. ①公… Ⅱ. ①安… Ⅲ. ①医院 - 预算管理 Ⅳ. ①R197.322

中国版本图书馆 CIP 数据核字(2021)第 197694 号

公立医院全面预算管理实务
GONGLI YIYUAN QUANMIAN YUSUAN GUANLI SHIWU

安秀丽　编　著

责任编辑	回　博　沈福威
封面设计	孔　璐
出　　版	黑龙江科学技术出版社
	地址：哈尔滨市南岗区公安街 70-2 号　邮编：150007
	电话：（0451）53642106　传真：（0451）53642143
	网址：www.lkcbs.cn
发　　行	全国新华书店
印　　刷	黑龙江艺德印刷有限责任公司
开　　本	787 mm × 1092 mm　1/16
印　　张	11.75
字　　数	200 千字
版　　次	2021 年 10 月第 1 版
印　　次	2021 年 10 月第 1 次印刷
书　　号	ISBN 978-7-5719-1122-5
定　　价	69.80 元

序

"事未至而预图，则处之常有余；事既至而后计，则应之常不足。" 全面预算管理是集计划、控制、协调、激励、评价等作用为一体的，贯彻运营管理的各方面，各环节，涉及全院全员的现代医院管理系统，是被实践证明的行之有效的科学管理方法。公立医院实施全面预算管理是实现战略目标的必备工具。

本书作者从全面预算概念、作用、特征，阐述预算组织体系、制度体系、预算目标、预算编制、预算审批、预算执行、预算报告与分析、预算考核、预算审计、预算信息化应用实践，等涉及医院全面预算管理的全部环节和流程。在编写过程中作者特别注重突出实用性，预算理论与医院实践紧密结合，归纳总结先进医院的实践案例，对医院预算的实际工作场景用实例和图表来展现，便于理解和掌握，也是预算的先进经验得以推广；同时作者也重视预算的全面系统性，不论是从预算管理理论的系统性上，还是从医院实施的全面性上，过程涵盖编制、执行、控制、核算、分析、考评等环节，内容涵盖经营、资本、财务等多种预算，对预算管理的所有重要环节和类型都有详细讲解。对医院财务预算工作者、高等院校相关专业师生，以及想了解和学习医院预算管理的人士，都是一本理想的教材和参考书。

2021年是"十四五"规划实施的开局之年，也是迈向建设现代化国家新征程的起步之年。全面推进健康中国建设，落实医疗机构公共卫生责任，加快优质资源整合，加快分级诊疗体系建设，加强公立医院建设和管理考核。这对公立医院来说是机遇，也是挑战。本书以真实的医院业务环境为例，形象直观地演示了医院全面预算管理的全部做法，以便读者在对全书完整理解的基础上能加以模拟应用。希望作者在未来的工作中能有更多的心得体会与大家分享！

——尼燕　正高级会计师
南方医科大学深圳医院　总会计师

目　录

第一章　全面预算管理概述

第一节　全面预算管理的总述

一、全面预算管理的概念

预算，概括而言，就是描述特定期间内对财务资源和经营资源运用的详细计划，预算的核心是如何配置资源。简单地说，预算就是用货币或数字形式表示的各类计划，是一种基于战略的管理工具和行为。单位预算是指单位为了实现预定期内的战略和经营目标，按照一定程序编制、审查、批准的，单位在预定期内经营活动的总体安排。

预算管理是基于预算工具对某一组织实施的一种综合管理手段，是组织围绕预算而开展的一系列管理活动，是利用预算对组织内部各部门、各单位的各种财务及非财务资源进行分配、考核、控制，以便有效地组织和协调组织的运营活动，完成既定运营目标的一种管理活动。预算管理涵盖预算编制、预算执行、预算监控、预算信息反馈、预算考评等一系列内部管理活动，是涉及全方位、全过程和全员的一种综合性的管理系统，具有全面的控制力和约束力。

全面预算管理是以实现单位战略规划和经营目标为目的的内部管理活动，是以预算为标准的管理控制系统，是单位利用预算方式细化和实现单位战略规划和经营目标的一个过程。其不是一种单纯、短期、临时的管理工具，而是具有战略性的、长期发挥作用的、需要全员参与的管理机制，它是现代单位内部管理和控制的主要手段之一，其目的是实现单位运营效益的最大化和运营风险的最小化，全面预算管理的过程就是单位经济目标分解、实施、控制和实现的过程。

二、全面预算管理的分类

全面预算管理按以下不同标准进行分类：

（一）按预算主体分类

在这种分类方法下，预算可以分为部门预算和总预算。部门预算是指以单位所有医疗医技部门及各职能部门为主体编制的预算；总预算是指以单位为主体编制的预算，反映单位总体情况的预算。

（二）按预算内容分类

在这种分类方法下，预算可以分为单位业务预算、资本预算和财务预算，这是最常见的预算分类方法，也是单位编制全面预算的常规分类方法。

（三）按预算期间分类

在这种分类方法下，预算可以分为短期预算、长期预算和滚动预算。短期预算是指单位预算周期为一年甚至更短的期间预算；所谓长期预算，是指单位预算周期在一年以上的预算，配合单位战略的预算；所谓滚动预算，是指单位预算不管执行到哪个期间，始终保持一定期间的预算（如：始终保持一个季度或一个年度）。

（四）按预算编制时间分类

在这种分类方法下，预算可以分为周预算、月预算、季度预算、年度预算，单位可以根据具体情况，具体分析是否需要编制周、月预算。

（五）按预算性质分类

在这种分类方法下，预算可以分为固定预算和弹性预算。固定预算又称静态预算，是以单位预算期内的某一既定业务量水平为基础编制的预算；弹性预算也称动态预算，是考虑单位预算期内业务量可能发生的变化，编制出一套适应于多种业务量水平的预算，以便反映在各种业务量情况下所发生的各种数据。由于这种预算随着医疗业务量的变化做机动调整，本身具有弹性，故称为弹性预算。

（六）按预算基础分类

在这种分类方法下，预算可以分成延续预算和零基预算。所谓延续预算，就是在过去预算的基础上，结合目前实际，考虑对于未来情况的预计，并根据新定的业务目标和要求进行调整而形成的预算；所谓零基预算，是指不考虑过去的预算项目和收支水平，以零为基础编制的预算。

以上六种预算分类方法，在全面预算的编制过程中可能会相互交叉，而不仅仅是单单编制某一种分类方法下的预算，具体的编制方法也因单位的内部管理需求不一致而不同。也就是说，编制一个单位的全面预算可以综合运用以上各种分类方法。

第二节 全面预算管理的特征与作用

一、全面预算管理的特征

1.战略性

战略是某一组织为求得长期生存和发展而进行的总体性谋划。单位的战略是与单位所有资源相联系的，它涉及单位拥有何种资源，资源的投放以及如何投放等问题。预算本身

3

就具有战略性特点，单位运用全面预算管理工具才能对一定时期的单位资源的组织和使用做出合理的安排。

2.权威性

全面预算管理的权威性来自三个方面：一是全面预算需经过严格的法定程序编制，并报经上级主管部门和财政部门批准；二是经过批准的预算上至管理层，下至每一名职工都必须严格按照预算执行，是单位日常工作的纲领；三是全面预算的编制、执行、控制、考评及奖惩必须按照预算管理的要求执行，如果全面预算管理没有权威，预算管理根本无法顺利执行，所谓的全面预算管理也就成了累赘和摆设。

3.规范性

全面预算的规范性体现在三个方面，一是必须按照国家规定的方法来编制，单位财务制度规定：国家对单位实行"核定收支、定项补助、超支不补、结余按规定使用"的预算管理办法。地方可结合本地实际，对有条件的单位开展"核定收支、以收抵支、超收上缴、差额补助、奖惩分明"等多种管理办法的试点。定项补助的具体项目和标准，由财政部门会同主管部门（或举办单位），根据政府卫生投入政策的有关规定确定。二是单位财务制度明确规定单位不得编制赤字预算。三是单位应加强预算管理，规范预算编制，单位应维护预算的严肃性，单位预算的执行、调整、考核、奖惩也必须按照规范的要求执行。

4.适应性

全面预算管理适应性包括外部适应性和内部适应性两个方面。

首先，全面预算管理必须符合国家医疗卫生政策的要求，按照国家有关规定，根据事业发展计划和目标编制，促使公立单位切实履行公共服务职能，为群众提供安全、有效、方便、价廉的医疗卫生服务，充分体现单位的公益性。同时单位的预算管理是市场经济的产物，全面预算管理的实施还必须适应医疗市场的需要，预算的编制必须以市场为导向，预算的执行与控制必须贴近市场，要根据医疗市场的变化及时调整单位的预算。

其次，全面预算管理是单位内部的管理控制系统，它的设置与运行都必须符合单位管理的内在要求，与单位的规模、组织结构、人员素质、医疗技术、单位文化等内在因素相适应。

5.全面性

首先，全面预算管理贯穿单位业务活动的全过程，是以单位的发展战略、中长期规划及年度经营计划为基础的预算管理，全面预算管理涵盖了单位的运营活动、投资活动和筹资活动。其次，预算管理过程要全面。单位应建立健全预算管理制度，对预算编制、审批、执行、调整、决算、分析和考核实施的全过程进行有效监管，发挥预算管理在单位经济运行中的主导作用。最后，预算管理主体要全面。全面预算管理需要单位自身、主管部门以及财政部门共同参与，各负其责，形成管理合力。同时，全面预算管理把各组织层次、部门、个人和环节的目标有机地结合起来，明确它们之间的数量关系，有助于各个部门和经营环节通过正式渠道加强内部沟通并互相协调，从整个单位的角度紧密配合，取得最大效益。

6.控制性

全面预算管理是单位管理控制系统的重要组成部分。因此，建立健全单位预算控制制度，保证预算编制程序规范、审批程序合法、预算执行合规、预算调整有据可依、预算考核与评价奖惩分明，并将全部经济活动纳入预算控制体系，对于加强财务管理，提高社会效益和经济效益，保障投资决策管理的科学性与支出管理的高效性，促进医疗卫生事业的快速发展，具有十分重大的意义。

二、全面预算管理的作用

1.明确单位目标，规划单位发展

单位管理者的主要责任就是在保持组织正常运作的同时，为组织把握正确的战略方向，有力推进战略性发展的进程，使组织获得生存和持续的发展。年度预算就是对中长期战略目标和计划的分解、细化和量化的过程。

预算以量化的方式规定了单位在一定时期的预算目标和工作方向，并将预算目标按照单位内部各职能部门的职责范围层层分解落实，使预算目标成为各职能部门的具体责任目标。这就保证了单位预算目标与各部门的具体责任目标的一致性，使各部门了解和明确了自己在完成单位预算总目标中的职责和努力方向，驱动各个部门编制切实可行、具体的工作计划，并积极地实施这些计划，从而使单位目标通过具体措施得到最终实现。

2.促进单位运营决策的科学化，提高单位资源的使用效率

全面预算的整个计划过程和各项预算指标直接体现了单位运营活动对各种资源的需求情况，同时也反映出各项资源的使用效率，是单位资源配置的起点。遵循单位运营活动的规律，采用科学的方法编制全面预算，是现代化单位强化内部管理、增强市场竞争力的客观要求。单位在编制全面预算前，必须做好医疗市场调查分析，进行科学的预测，减少盲目性，降低决策风险，结合自身的资源状况，权衡利弊，科学地编制全面预算，使单位有限的资源得以最佳地分配使用，避免资源浪费和低效使用，从而达到增收节支、规避和化解运营风险的目的。

3.强化内部控制监督，提高管理效率

由于全面预算管理可以把"触角"延伸到单位各个部门的经济活动中，便于单位对经济活动事前预测、事中控制、事后反馈，实现全面监控，及时发现运营过程中各部门内部执行预算是否到位，各部门之间执行预算是否协调、均衡等问题，督促有关部门和责任人员全面正确地履行职责，纠正不当行为，弥补损失。

一般而言，预算一旦编制完成，应具有较强的刚性，各部门必须按照预算分解下达的目标严格贯彻执行，每个责任人各司其职、各负其责。这样就使单位的高层管理者不必事无巨细地直接参与具体事务管理，而把工作重点放在考虑单位的发展战略上，更好地把握全局。同时，还有利于发现基层先进的管理经验，予以总结推广，提高管理水平和运营效率。

4.促进各部门的沟通与协调，提高工作效率

全面预算管理是一个系统工程，任何一个因素、一个环节的变动都会引起整个系统的变动。例如，运营预算是根据单位的工作量、诊次费用水平制订；资本预算是根据单位规划、设备购置等预算制订；财务预算是根据运营预算、资本预算制订；等等。由此可见，单位预算管理的每一个因素、每一个环节都是互相影响、互相制约的。这就要求单位在预算的制订及实施过程中，必须做到相互沟通与协调，减少相互间的矛盾与冲突，才能提高工作效率，完成单位整体的总目标。

5.加强考核分析，正确评价各级各部门的工作业绩

预算指标是单位数量化、具体化的运营目标，是单位各部门的工作目标。全面预算执行的过程和结果是衡量各科室、各部门工作完成情况的重要依据之一。因此，预算指标不仅是控制单位运营活动的依据，而且还是考核、评价单位及各部门、职工工作绩效的最佳标准。单位通过对各部门及职工预算目标完成情况的考核，以预算为标准，通过对比分析，划清和落实经济责任，评价各部门的工作，对其工作绩效好坏进行客观公正的分析评价，并进行奖惩，可激励职工创造业绩，提高工作质量，促使单位全体成员为完成单位总体运营目标而努力。

第二章　全面预算组织体系

第一节　全面预算管理组织体系设置

全面预算管理是在单位战略目标的指引下，进行的预算编制、执行与控制、考评与激励等一系列活动。全面预算是一项综合性的工程，它既是一项非常严肃的管理制度，又是一种技术性很强的管理方法，同时也是单位的一种运营机制和责任权力安排。因此，推行全面预算管理必然涉及单位的方方面面，需要单位为全面预算管理的实施构建良好的运作平台，夯实各项基础性工作。建立健全预算管理的组织体系是保证单位推行全面预算管理的重要内容。

这个功能体系如图 2-1 所示。

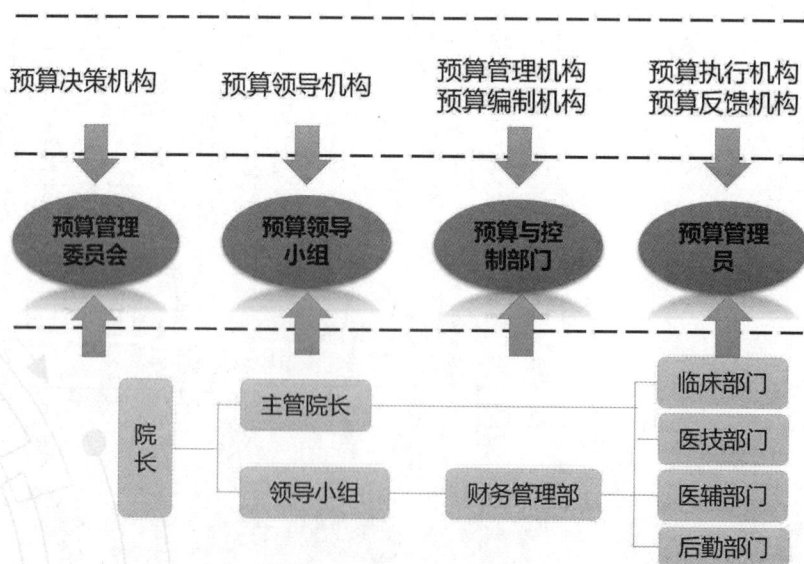

图 2-1　预算组织功能体系

一、全面预算组织体系功能

在全面预算的管理要求下，建立预算组织结构体系显得尤为重要。一个良好、高效的组织体系是实现全面预算管理目标、提高管理效率的基本保障，在全面预算管理中占有举足轻重的地位，其功能主要体现在以下几个方面：

（一）整合功能

合理的组织结构具有很强的整合功能，它能对组织中物质及人员资源进行有效配置和安排。通过结构的整合，组织中的各种要素形成一个相互依存、相互作用、相互补充、相互协调的有机整体，充分发挥组织中的个体智慧，强化组织的各项管理功能，从而达到整体功能大于局部功能的效果，顺利实现单位的目标。

（二）沟通功能

组织结构是构成各管理部门沟通的主要渠道，合理的组织结构能够发挥组织沟通的功能，使管理信息渠道畅通，顺利进行上行沟通、下行沟通、平行沟通，有助于消除各种分歧、矛盾、冲突，使组织内人员、部门之间达成思想和行动的一致，从而进行密切合作，顺利实现单位目标。

（三）激励功能

合理的组织结构中，每个人员有明确的任务分工，有清晰的责任和权力，这样使组织人员既有归属感，又有明确的努力方向，能够人尽其才，安心工作，有助于工作人员之间合理的协调分工，激励人员努力工作，团结奋进。

（四）规划功能

组织的总体性质和功能是由结构的状态决定的，结构可以把组织的性质和格局稳定下来，使组织形成静态的性质和规模。因此，组织结构具有规划的功能，它不仅能够通过结构的设计规划组织的目标和规模，而且能够通过结构的调整规划组织的发展方向。组织最重要的意义在于规划确定组织的总体格局，明确组织的职能、职责及各组成要素之间的相互关系。通过组织结构的设置和调整，可以明确组织的功能和目标，变革组织的战略方针，在组织内部建立完善的权责机制。

二、全面预算管理组织体系设计原则

预算管理通过对单位的决策目标以量化方式进行资源配置，使单位的整个经营活动得到协调运转。全面预算组织是预算运行的基础保障，预算目标的实现必须建立在完善的预算组织基础之上。全面预算管理组织的设置应结合单位的规模、组织结构、内外环境等因素，在设计组织体系时应遵循如下基本原则：

（一）科学、规范性原则

科学、规范是指设置的全面预算管理组织体系要符合全面预算管理的内在规律，要有助于规范和加强各科室、职能部门预算行为，科学合理筹集、分配和使用单位预算资金，进一步促进单位事业的发展。同时，全面预算又要符合单位财务制度和单位会计制度要求，要遵守单位"核定收支、定项补助、超支不补、结余按规定使用"的预算管理办法。并且应该按照国家的规定编制预算，按照规定的程序上报主管部门和财政部门审批并执行。

（二）效率原则

全面预算管理组织体系的设计要做到管理有力、执行坚决、反馈及时、富有效率，这是现代单位管理对组织的基本要求。设置预算管理组织体系的目的在于充分有效地实施预算管理职能，确保全面预算管理活动的顺利运行。因此，只有高效、有力的组织机构才能保证此目的的实现。

第二节　全面预算管理决策机构

全面预算管理决策机构是全面预算管理的最高权力机构，在全面预算管理中处于核心地位。构建完善的全面预算管理决策机构对于单位的预算管理具有重要的作用。

一、预算管理委员会

预算管理委员会是单位专司全面预算管理事务的决策机构，它对于提高全面预算管理的科学性和权威性，保证全面预算管理的规范性和有效性具有十分重要的作用。全面预算管理涵盖单位的医疗、教学、科研等活动的全过程，需要各个部门及科室共同参与。单位本身是一个整体，在这个整体中，各职能部门及科室是相对独立的，它们各自承担着不同的工作任务，有可能在实际的执行过程中出现不协调及冲突，从而影响预算的执行。因此，必须设置一个专门的预算管理部门负责协调整个预算管理工作过程，以便发挥预算团体协调控制与考评的作用，充分调动各个部门的积极性。

预算管理委员会在全面预算管理组织体系中居于主导地位，应由院长担任预算管理委员会主任委员，否则会失去预算管理委员会的威信。委员会的成员一般由总会计师、分管院长和单位内各相关职能管理部门的负责人，如院长办公室负责人、财务处负责人、采购中心负责人、审计处负责人、设备管理中心负责人、总务处负责人等人员组成。其中，副主任委员一般由总会计师担任。

预算管理委员会的主要工作是负责预算的制订和审批，监督各部门对预算执行的实时情况，解决预算执行过程中出现的矛盾，随时发现单位活动与预算的偏差并及时做出调整。其主要职责是：

（1）审议通过预算管理的相关政策、规定、制度等；

（2）结合单位事业发展计划，组织相关部门预测单位年度预算目标；

（3）审议通过年度预算目标、编制方法和程序；

（4）审查预算管理办公室上报的单位预算方案并提出意见；

（5）审议通过预算管理办公室上报的单位预算草案，并提交院长办公会审批；

（6）将经过院长办公会审批的预算草案报送上级主管部门；

（7）将经过上级主管部门审批的预算正式下达；

（8）协调预算编制及执行过程中的问题；

（9）检查、监督和分析预算执行情况，提出改善措施；

（10）审查科室、职能部门预算调整申请，并按规定程序逐级上报；

（11）审定年度决算，并提出考核奖惩意见。

预算管理委员会的设立具有重要意义，其在全面预算管理组织体系中居于主导地位。从根本上说，预算管理委员会是预算方案的综合审定机构，是单位内部全面预算管理的最高权力机构，其审定后的预算将成为各责任中心的最终执行指标。预算管理委员会的主要工作方式是定期或不定期召开预算工作会议，其制订、审议的有关全面预算管理的重大事项，如年度经营目标、年度预算计划、年度决算方案、预算奖惩方案等，必须经职代会及院长办公会批准执行。单位的预算经审定后报经主管部门及财政部门批准后方可实施。

在预算管理委员会下可设置预算管理办公室，作为专门的办事机构；也可设置相应的预算分委员会，如价格委员会、业绩考评委员会和内部审计委员会等。

二、主管及领导小组

单位财务制度规定，单位编制的预算应经单位决策机构审议通过后上报主管部门和财政部门审核批准，批准后单位要严格按照批复的预算执行。因此，按照单位财务制度的规定，主管及财政部门是全面预算的审核及批复的权力机构。主管部门（或举办单位）的职能是根据行业发展规划，对单位预算的合法性、真实性、完整性、科学性、稳妥性等进行认真审核，汇总并综合平衡。财政部门的职能是根据宏观经济政策和预算管理的有关要求，对主管部门（或举办单位）申报的单位预算按照规定程序进行审核批复。主管部门（或举办单位）应会同财政部门制订绩效考核办法，对单位预算执行、成本控制以及业务工作等情况进行综合考核评价，并将结果作为对医院决策和管理层进行综合考核、实行奖惩的重要依据。公立单位预算的编制与执行，必须按上级主管部门及财政部门规定的预算编制要求科学合理编制预算，要严格预算约束，强化监督检查，严格预算执行，努力促进预算编制和执行质量的不断提高。

三、职工代表大会

按照国内现有单位的机构设置情况来看，绝大多数单位职工代表大会是单位的最高决策机构，因此可以将全面预算管理的决策权赋予职工代表大会。

职工代表大会的主要职权：

（1）审议决定单位经营方针和投资计划。

（2）审议决定单位年度经营目标。

（3）审议批准单位年度全面预算方案。

（4）审议批准单位年度全面决算方案。

（5）审议决定全面预算考评方案。

（6）审议批准单位其他与全面预算相关的需要审议批准的事项。

第三节　全面预算的管理机构

全面预算管理工作机构是在预算管理委员会领导下主管预算编制、监控、协调、分析、反馈、考评等全面预算管理工作的机构，一般由预算管理常务机构、预算归口管理机构、预算监督控制机构及预算考评管理机构组成，各部门在全面预算管理工作中相互配合，相互监督。

一、预算管理常务机构

预算管理常务机构是单位行使日常全面预算管理工作的部门，一般可在单位预算管理委员会下设一个预算管理办公室，作为全面预算管理的常务机构。预算管理办公室既可以单独设立，也可以采用与财务部门"一班人马、两块牌子"的办法设立，也可以在财务部门下设立一个专门的预算管理机构。对于规模较大的单位，应尽量采取独立设置预算管理常务机构的形式。值得注意的是，若采取由财务部门管理或合署办公的形式，一定要注意财务部门是单位的独立的职能部门，其作用限于单位的财务管理方面；而全面预算常务机构是预算委员会的组成部分，其作用涵盖单位的经营活动、投资活动和筹资活动。预算常务机构的人员除了财务人员外，还应有医务、人事、科研、技术等专业人员。

预算管理办公室负责处理与预算相关的日常事务，包括预算事前、事中、事后相关日常事务，以确保预算机制的有效运作，是连接预算管理委员会与各个预算责任中心的桥梁。

预算常务机构的主要职责：

（1）传达单位年度预算目标，具体指导科室、职能部门编制预算方案；

（2）初步审查、协调和平衡科室、职能部门的预算方案；

（3）汇总编制单位的预算方案，送预算管理委员会审查；

（4）与科室、职能部门沟通预算管理委员会的审查意见，形成单位预算草案，根据院长办公会审批意见调整单位预算草案；

（5）根据上级主管部门审批后的预算，分解、细化到科室、职能部门，并向职能部门下达正式预算；

（6）组织单位预算的执行，按照预算审批权限，监督、控制科室、职能部门的执行情况，控制无预算、超预算的支出；

（7）收集科室、职能部门的预算调整申请，并报送预算管理委员会审查；

（8）定期分析预算执行进度情况，编写预算执行分析报告，对专项经费进行分析，对重大资金项目进行绩效评估，并向预算管理委员会提交报告。

二、预算归口管理机构

预算归口管理即在组织开展全面预算管理工作时，将不同的预算项目根据年度和控制需要，赋予这个组织中有关主体（即相应职能部门）一定的管理权力。可以根据自身的组织结构、业务特点和管理需要，责成内部财务、设备、基建、人事等各预算归口管理部门负责相关预算的编制、执行监控、分析等工作，并配合预算理委员会做好单位总预算的综合平衡、执行监控、分析、考核等工作。预算归口管理机构主要有人事部门、采购部门、基建部门、总务部门、院长办公室等。

（1）财务部门：负责单位收入预算、支出预算及收支结余预算的编制。汇总各基层预算科室的收入支出预算，编制单位总收入预算及总支出预算。

（2）人事部门：根据单位发展目标及人员配置结构，汇总并综合确定各部门人员增减数据向财务处上报人员预算，包括今年各部门的拟招聘人员计划、部门间人员调动计划以及各部门离退休人员计划等，便于财务处编制下一年度人员支出预算，并与各科室协商确定各科室业务计划变化。

（3）采购部门：负责单位各科室固定资产预算的申报汇总，如各项医疗设备的采购预算、医疗设备的维修及升级预算等，需要综合考虑各科室设备使用率、现有设备使用年限、设备总量、科室业务增长趋势等因素。

（4）基建部门：组织单位各科室进行工程类预算项目申报，如改建项目、新建项目、扩建项目等，并将工程预算及经济合同报送相关领导审批。

（5）总务部门：负责单位预算期内各项后勤业务预算的申报汇总，结合各科室使用面积、人员数量、物价水平等变化趋势，汇总填报单位水费、电费、日常办公设备维修、公务用车等预算。

（6）院长办公室：负责单位预算期内各项管理费用的申报汇总，结合单位人员数量、活动情况等变化趋势，汇总填报单位出国经费、业务招待费、差旅费、大型活动经费、重大行政办公费等预算。

三、预算监督控制机构

预算监控机构是对全面预算管理执行过程和结果进行监督、控制的部门。为保证全面预算管理的健康、正常运行，单位必须对各责任部门的预算执行及审议情况进行监控。控制方式一般分为事前控制、事中控制、事后控制。

一般情况下，全面预算管理的监控体系是单位的预算管理办公室、审计部门或财务部门。全面预算管理监督部门的主要职责如下：

1.预算管理办公室

（1）组织、协调预算管理的监控工作。

（2）对责任部门的人事、工作效率进行监控。

（3）对医疗、科研、教学的质量及安全进行监控。

（4）汇总监督结果，对出现的差异及时处理或召开协调会。

2.审计部门

（1）在全面预算管理中，审计部门负责对单位全过程活动进行监督控制。

（2）评价预算管理机制的效率、效果，促进提高预算管理素质和水平，促进单位资源的合理分配，帮助改善预算管理，以提高预算管理的效率和效益。

（3）审计部门监督控制贯穿于预算执行的事前、事中、事后的全过程，主要包括预算制度审计、预算编制审计、预算执行审计、预算调整审计、预算考核审计等。

3.财务部门

作为资金管控的直接职能部门，财务部门在全面预算管理过程中承担多种职能，监督控制职能为其重要职能之一。监控内容主要有资金监控、会计核算监控等。

其主要职责为：

（1）财务部门必须制订完善的收入、支出和资金占用计划，强化对单位资金运动全过程的监控和管理，对预算执行过程的资金流动进行监控。

（2）监督控制单位各责任部门的预算执行情况和收支情况，并对执行进度进行控制。

（3）对设备、物资的购买、入库、库存、管理等进行监督，对使用效率进行评价与监督。

（4）对预算执行过程的会计核算进行监控，各项支出收入是否得到有效控制、有无违反财务法规和会计制度情况。

（5）预算外开支是否履行了有关批准手续。

四、预算考评管理机构

预算考评是对全面预算管理实施过程和实施效果的考核和评价，是全面预算管理的一项重要职能，是对各预算责任中心的预算执行情况和执行结果的评价，并将考核结果与奖惩结合起来，确保全面预算管理的各项工作落到实处，使预算工作不断完善。考评方式一般分为事前考评、事中考评、事后考评。预算考评管理工作一般由财务部门和人事部门承担，其他预算工作职能部门配合完成。

一般情况下，单位预算考评机构是预算管理办公室、财务部门或人事部门，其主要职责为：

1.预算管理办公室

（1）负责预算管理考评工作的组织领导工作。

（2）负责考评工作方案的实施。

2.财务部门

（1）对各预算编制部门编制预算数据的准确性和及时性进行考核、评价，确保预算基础数据真实、可靠。

（2）定期对预算执行和预算标准之间的差异做出分析，及时发现预算执行中存在的预算偏差和问题，为纠正预算偏差或预算调整提供依据。

（3）在预算执行完成后，对预算执行情况实施综合考评，确定预算差异并分析差异原因。

3.人事部门

（1）运用科学方法结合单位具体情况制定奖惩方案，确定考评指标。

（2）根据财务部门的执行分析情况，落实考评制度，将预算执行情况与奖惩挂钩。

第四节　全面预算管理的执行机构

财务预算必须具有可执行性，预算目标需要逐级分解到各责任主体，单位预算管理执行机构是各级预算责任的执行主体。各预算责任中心是以单位的组织结构为基础，本着高效、经济、权责分明的原则建立的。它们既可以是以单位总体为单位，也可以是部门及科室，如各临床服务类科室、医疗技术类科室、医疗辅助类科室、行政后勤类科室等，也可以是班组等。预算责任主体是单位预算目标实现的直接责任中心。

一、单位预算责任中心的划分原则

单位预算责任中心拥有与单位总体管理目标相一致、与其管理职能相适应的管理决策权，并应承担与其决策权相适应的经济责任。各预算责任中心的局部利益必须与单位的整体利益相一致，不能为了局部利益而影响单位的整体利益。单位责任中心的建立除了应贯彻责、权、利相结合和目标一致性的原则，还必须做到与单位的组织结构设置相匹配。一般而言，责任中心的划分还应遵循如下原则：

（1）单位在运营过程中，各部门、科室、班组应具有相对独立的地位，能独立承担一定的经济责任。

（2）凡划为责任中心的部门、科室、班组应有一定的管理、控制权力和责任范围。

（3）凡被划分为责任中心的部门、科室、班组均能制定明确的控制目标，并具有达到控制目标的能力。

（4）在单位运营活动过程中，各责任中心都必须能独立执行和完成目标规定的任务。

责任中心的划分，既不在于级次，也不在于大小，凡在经济管理上的责任是可以辨认的，都可以作为单独的考核单位，从门诊部、药械科、制剂室、药房，到临床科室、医技科室、洗衣室、技工室、锅炉房、电工班组，甚至单位或某科室的某项设备，都可以划分为责任中心。

二、单位责任中心构建

构建单位预算执行组织的主要工作就是由各种责任中心组成单位预算责任网络，单位预算责任中心的结构是与其组织结构相对应的，组织结构的类型决定了预算责任网络的布局。根据单位组织结构及权责范围，单位的责任中心可分为院级责任中心、科室责任中心、单元责任中心三个层次。

（一）院级责任中心

院级责任中心是单位预算责任体系的最高层次，控制着单位整体的运营过程。它不仅能控制单位的成本和收入，而且能够控制投资。一般而言，单位战略层组织机构拥有经营决策权，决定单位的发展方向和重大经营决策，它实际上是全面预算的执行人。一般而言，一个独立的具有法人地位的单位就是院级责任中心。院级责任中心的具体责任人应该是以院长为代表的单位最高层，其预算的责任目标就是单位的总体预算。

院级责任中心的主要职责是负责制订单位总体预算，并负责全面执行。对于公立单位而言，院级责任中心在预算编制过程中，要严格按照国家有关政策的规定和要求，要体现公立单位的公益性，资源的配置与使用也应体现公共服务产品的特征，要实现社会效益与经济效益的统一，要兼顾效率与公平的原则。院级责任中心对内应该承担预算的综合管理工作，对外则要接受上级主管部门及财政部门的监督和绩效考评。

（二）科室责任中心

科室责任中心处于预算执行网络的中间层次，也是执行单位预算的主体，科室责任中心不仅要执行院级责任中心制订的预算，同时，还要组织本部门所承担的预算工作中的编制、分解、执行、控制等工作。

1.科室责任中心的划分

根据单位财务制度规定，单位的科室按照功能及职责的不同，可划分为四类科室：

（1）临床服务类，是指直接为病人提供医疗服务，并能体现最终医疗结果、完整反映医疗成本的科室，如内科、外科、妇科、儿科等。医疗服务类科室既有业务收入，又有成本支出，是单位实现预算的中坚力量，其预算目标能否完成，关系到单位总体目标能否实现。

（2）医疗技术类，是指为临床服务类科室及病人提供医疗技术服务类的科室，如放射、超生、检验、血库、手术麻醉、药剂科、营养、医疗实验室等科室。由于我国是按照项目收费，所以医疗技术类科室所提供的服务可以收费，因此，既有收入，也有成本支出。

（3）医疗辅助类，是服务于临床服务类和医疗技术类科室，为其提供动力、生产、加工、消毒等辅助服务的科室，如消毒、供应、病案、门诊挂号收费和住院结算等核算科室。医疗辅助类科室所提供的服务保障基本不允许收费，因此，不能形成收入，只能形成成本支出。

（4）行政后勤类，是指除临床服务、医疗技术和医疗辅助科室之外、从事院内外行政后勤业务工作的科室，如人事、科研、教育、财务、后勤等。行政后勤类科室中的单位管理类科室，如人事、财务等科室形成成本支出，后勤、教育等科室可形成收入，也可发生成本支出，但其形成的收入属于其他收入。行政后勤类中的管理类科室既是预算的执行主体，又是预算的监督与控制主体，如财务、审计、人事等科室。

2.科室责任中心的主要职能

（1）申报收入预算、支出预算，进行预算基础资料供给。全面预算是单位的全面性计划，涉及运营管理的各个部门，与每个科室都息息相关，因此需要各基层预算科室提供编制预算所需的各种基础资料，即各项收入预算和各项支出预算。支出预算如工程预算、业务预算及资本性支出等等，预算的金额、数量、具体项目描述以及其编制依据，均要求由各基层预算科室分别提供。

（2）严格执行年度内预算下达指标。单位预算执行机构主要由各基层预算科室组成。单位各科室应当在年度内严格执行已下达的预算指标，以完成单位整体战略发展目标。

（3）自觉监督本科室预算完成情况。各基层预算科室应该自觉定期总结预算完成情况，及时调整预算执行中的不当行为，采取必要措施保证预算执行顺利。

基层预算科室是指科室预算的编制和执行部门，包括全院所有科室，由科室负责人对其全面负责。

（三）单元责任中心

单元责任中心是单位预算责任体系的基础层次，单位的总体预算需要分解到科室，科室分解到相关单元，单位的预算只有通过层层分解，才能建立责任体系，才能体现预算全员参与的原则，才能有效实施。按照权责对应原则，单元责任中心可以按照预算管理的实际需要来设计。对于医疗服务类科室可以分为护理单元、医疗单元，也可以按照亚专科、专病化来设置单元责任中心。对于医疗技术类科室可按服务项目、医疗设备、班组分别设置单元责任中心。对于医疗辅助类科室可按班组、个人、服务项目来设置单元责任中心。对于行政后勤类科室可按照承担的任务、职能、所提供的服务等来设置单元责任中心。

单元责任中心可按部门、科室、班组等责任者进行归类，并由责任者负责和进行核算其收入与成本。要求把能够分清责任的收入、成本数据，分解到单位各部门、科室、班组或个人，做到干什么管什么，干与管一致，干的要对一定的成本负责，经济责任清楚。单元责任中心的收入、成本是考核各中心工作业绩的依据，并应和奖惩制度挂钩。

划分单元责任中心应按照可控性原则，对于成本应分清楚"可控成本"和"不可控成本"两类。可控成本是指可由单位一个部门、科室、班组或个人对其发生额施加影响并可控制的成本，不可控成本是指不能由单位某一个部门、科室、班组或个人施加影响并控制的成本。责任成本的可控与不可控是相对的，一项成本对某责任中心来说是可控的，而对另一责任中心则可能是不可控的；对上级责任中心是可控的，而对下级责任中心则又可能是不可控的。例如，单位总收入的成本，对药品责任中心来说是不可控成本，药品责任中心直接发生的费用属于药品责任中心的可控成本，间接分配的费用又是不可控成本，因为责任中心无法控制。因此，药品责任中心对不可控成本也就不能负责。

在单位的预算执行过程中，对于科室及单元责任中心还应设置预算员，完善的组织体系设置是为全面预算管理的合理、顺利实施提供的组织保证，其功能及优越性必须通过优秀的预算员在组织中正确、及时地完成工作予以实现。在预算管理办公室和各归口预算管理部门均应当设置专门的预算员，指导基层预算科室预算申报、执行、调整，对全面预算管理全程进行跟踪、控制。各基层预算组织也应当设置专门的预算员，负责本部门的预算工作。预算员是全面预算管理组织体系中最基础也是必不可少的执行单元，预算中的很多缺陷都可能源于糟糕的人际关系或管理层的恶劣态度，因此在有效的预算管理中，人是最主要的因素，因为预算编制流程可以实现自动化，但预算编制流程中人员行动的自动化是无法实现的。

全面预算管理过程中的预算人员管理涉及某些基本原则的应用，包括：必须使职工之间保持高度责任感，必须激励职工恰当地参与到预算过程中以完成预定的目标和任务等，在执行过程中应予以重视并落实。

在推行全面预算管理的过程中，履行各自职能的组织机构也需要配合其他职能部门行使职责，有些职能的实现也是单个部门难以完成的，各个组织机构在预算管理过程中相互牵制、相互监督、相互配合，共同协调完成，这也对各部门之间的沟通协调提出了更高的要求。

三、全面预算管理机构

（一）预算管理办公室

预算管理办公室可以由财务、基建、设备、人事、科教等各职能部门的相关人员组成，财务部门牵头组织日常工作。

预算管理办公室的职责：

（1）传达预算的编制方针、程序，具体指导各部门的预算编制。

（2）根据预算编制方针，对各部门的预算草案进行初步审查、协调和平衡、汇总后编制单位的全面预算草案，一并报预算管理委员会审查。

（3）在预算执行过程中，监督、控制各部门的预算执行情况。

（4）每期预算执行完毕，及时形成预算执行报告和预算差异分析报告，交预算管理委员会审议。

（5）协助预算管理委员会协调、处理预算执行过程中出现的一些问题。

（6）对有关预算调整做出审核，向预算管理委员会提供有关预算调整的建议。

（二）预算编制机构

预算编制机构包括预算基础资料提供机构和预算编制机构。

1.预算基础资料提供机构

各有关部门都是编制预算基础资料（主要是各项业务预算的初稿以及形成依据）的提供机构，其中收支结余、收入预算制约着其他预算，它的准确与否决定着整个预算内容体系是否有意义，也关系到全面预算管理的成功与否。各预算基础资料提供机构的资料也是相互联系、配合的，并具有不同的层次。

2.预算编制机构

预算基础资料（预算初稿）是由各相关部门分别提供的，需要将各项预算汇总并最终编制形成全面预算，工作量大且需要专业技能，最好由专门的预算编制机构负责。一般分三个层级：基层预算科室、归口预算管理部门和全员预算编制机构。

基层预算科室是指科室预算的编制和执行部门，包括全院所有科室，由科室负责人对其全面负责，其职责是：

（1）根据单位预算目标，结合本科室、职能部门实际情况，按规定编制科室、职能部门预算方案。

（2）向归口管理部门申报归口预算。

（3）按照各级主管部门提出的审查、审批建议意见，修订科室、职能部门预算方案。

（4）提出科室、职能部门预算调整的申请。

（5）严格执行正式批复预算，接受相关部门监督检查。

预算归口部门是指规定组织内某种资源或某类项目由一个专门的部门负责审批和管理，如人事部门、总务后勤部门、设备采购部门、基建部门等。各科室编制预算时若涉及归口管理项目，则需要先通过相应归口管理部门的审批。

归口管理部门的职责：

（1）审核各基层预算科室归口支出预算，将审核通过的项目汇总上报预算管理办公室。

（2）根据预算管理委员会、院长办公会的意见修改归口支出预算。

（3）下达正式批复的归口支出预算。

（4）收集各基层预算科室归口支出预算调整申请，并报送预算管理办公室。

（5）定期进行归口支出预算的监督管理，并将结果上报预算管理办公室。

根据经济性原则，且鉴于预算体系主要是以财务形式表现，又是一种全面计划，因此编制全院预算可以由财务部门兼任或由预算管理办公室组织编制。

四、全面预算管理岗位设置

（一）预算管理岗位

预算管理岗位可以由财务部门负责人兼任或者直接设立预算管理负责人，其主要职责如下：

（1）根据单位预算管理办法和其他管理规定完善全面预算管理相关规定，提出相关建议，草拟全面预算相关管理办法，并报预算管理委员会审议。

（2）传达单位预算的编制、执行、控制、分析考评等方针、程序，具体指导各部门的预算编制。

（3）根据预算基础资料提供机构提供的原始资料和单位的预算编制方针，对各部门的预算草案进行初步审查、协调和平衡、汇总后编制全面预算草案。

（4）根据单位关于全面预算管理目标、时间进度和质量要求、工作分工安排等，审核、制订单位年度预算目标分解编制方案。

（5）对全面预算编制方案，报经单位预算管理委员会、职代会审议通过后组织实施。

（6）在预算执行过程中，监督、控制各部门和责任单位的预算执行情况，监测预算执行异动情况，发现问题及时上报。

（7）每期预算执行完毕，及时形成预算执行报告和预算差异分析报告，并按规定向有关部门提供各种动态分析报告。

（8）监控和协调单位预算指标的贯彻、落实情况，汇总、沟通预算执行情况，关注存在的主要问题，在授权范围内处理差异，提出解决措施，并将审议结果及时反馈给主管领导和单位。

（9）协助单位协调、处理预算执行过程中出现的一些问题，向主管领导提交预算追加报告，接到批复后及时追加相关预算。

（10）负责预算项目、科目初期数据录入审核；负责其他数据审核；负责预算年末执行情况分析、汇报，起草下年预算表样式及有关通知。

（11）完成单位领导交办的与全面预算相关的工作任务和其他任务。

（二）预算执行（控制）岗位

预算执行（控制）岗位需要单独设置，一般需要一名会计人员即可，其主要工作职责如下：

（1）审核确认部门是否有该项预算经费。如有该项经费在对应科目或项目执行该预算，如有超支，一般不予执行。

（2）通过科目和项目明细进行控制。如对在建工程、固定资产等项目进行控制对于库存物资控制明细到库房。

（3）负责年初预算初始化，即建立责任会计账簿和报表体系，负责月末、季末、年末通报。

（4）及时整理执行数据。如工资、夜班费、加班费、临时工工资、奖金、电话费、门诊收入、住院收入、水费、电费、卫生材料等项目的实际执行数据。

（三）预算部门联络岗位

单位所有部门设置预算部门联络岗位，可以由相关人员或护士长兼任，其主要职责如下：

（1）负责取得预算数据。

（2）预算上报、下达数据接收。

（3）预算调整联络。

（4）预算其他相关事宜。

（四）预算考评岗位

预算考评应在预算监督部门的监督下，由预算管理办公室提出考评数据，送交人事部门进行考评，预算考评岗位可以由人事部门负责人兼任，具体工作指派相关人员执行，其主要职责如下：

（1）与预算管理、预算执行（控制）岗位取得预算考评数据。

（2）综合相关考评办法，进行预算考评。

（3）编制考评报告，提交单位进行相应奖惩。

第三章　全面预算管理制度体系

为加强单位预算管理，规范和加强各科室、职能部门预算行为，科学合理筹集、分配和使用单位预算资金，进一步促进单位事业发展，根据单位财务制度和单位会计制度要求，结合单位实际情况，特制订本制度。

第一节　总　则

第1条　预算是指单位按照国家有关规定，根据事业发展计划和目标编制的年度财务收支计划。单位预算由收入预算和支出预算组成。单位所有收支应全部纳入预算管理。预算能够细化单位战略规划和年度运作计划，是对单位整体经营活动一系列量化的计划安排。

预算管理是对预算的编制、审批、执行、控制、调整、分析和考核等管理方式的总称。

第2条　预算管理旨在实现经济业务的有计划开展，体现了经济管理的约束与激励机制，有利于优化单位资源配置，通过明确单位各级部门经济管理的责权利，充分调动科室管理的积极性，推动单位事业可持续健康发展。

第3条　单位通过预算管理来监控发展目标的实施进度，实现经济业务的可控、有序开展，通过对预算执行情况的分析和评价，实现绩效管理。在单位预算目标的引导下，各科室、职能部门要围绕预算目标开展医疗活动，完成年度经营目标管理考核规定的任务。

第4条　单位需进一步完善预算管理制度，配备相应的预算管理机构和人员，配备相应的硬件与软件，通过在各级部门加强预算管理的业务培训，推动预算管理在单位的发展，构建基于预算的单位经济管理模式。

第二节　预算管理的目标与任务

第 5 条　预算管理要实行目标管理，预算目标是根据单位战略行动计划和年度目标的要求，配合战略实施和保证日常业务开展所应完成的工作目标。

第 6 条　单位应根据发展战略目标，确定本年度经营目标，逐层分解到各科室、职能部门，以一系列的预算、控制、协调、考核为内容，自始至终将各部门各科室的经营目标和单位的战略发展目标联系起来，对其分工负责的经营活动全过程进行控制和管理，实现业绩考核与评价，推动单位事业发展。

第 7 条　单位预算目标应自上而下分解并下达，单位发展战略目标为长期目标，长期目标应分解为中期目标，再分解为年度目标，最后分解到每月。预算目标分解的过程，也是单位目标到部门、科室目标的过程。

第 8 条　预算管理的基本任务是根据单位战略目标，确定单位年度经营目标并组织实施；明确单位各科室、职能部门的职责与权限，发挥各级预算部门和预算科室的职能作用；合理配置单位各项资源；对单位经济活动进行管理、控制、分析和监督；为考核评价单位经营财务业绩提供有效依据。

第三节　预算编制及审批

第 9 条　单位预算编制的期间为自然年度。

第 10 条　单位预算编制是实施预算管理的关键环节，预算编制质量的高低直接影响预算执行结果。预算编制要在预算管理委员会制订的编制方针指引下进行。

第 11 条　单位预算编制遵循的原则：

（1）依法理财原则。预算编制要符合国家法律法规，体现国家有关方针政策和经济社会发展规划，做到收支测算准确完整，预算安排真实合法。

（2）完整性原则。各项收支必须全部纳入统一预算管理。

（3）统一性原则。按照预算管理办公室统一设置的预算表格、程序及规定编制预算。

（4）量入为出原则。坚持量入为出，勤俭节约，收支平衡，不得编制赤字预算。

（5）保证重点原则。必须优先保证医疗业务正常运转的支出。

（6）归口管理的原则。内部各个职能管理部门为预算执行部门，其直接费用由预算管理办公室在预算批准范围内实施控制。

第12条　预算编制方针应包括：

（1）单位年度经营目标；

（2）单位经营导向；

（3）费用分摊标准；

（4）业绩评价标准。

第13条　预算编制要求。

预算编制要体现约束与激励机制，单位总预算确定后，需分解落实到各职能部门、各科室。只有将责任目标层层分解到每个部门和每个科室，才有实现的坚实基础；只有明确各自的责权利，才能调动单位内部各部门的积极性。因此，预算编制需遵循以下　　要求：

（1）预算内容需与各科室、职能部门业务活动性质相一致；

（2）预算的水平需与各科室、职能部门业务活动规模相一致，保证责权利对等；

（3）预算需明确财务计划目标的实现，相互之间应能协调一致；

（4）预算的确定需充分发挥各科室、职能部门的积极性，考虑其合理要求。

第14条　单位预算编制内容。

（1）收入预算的编制。根据财政、物价、税务等有关部门规定，属于有明确收费标准的项目，结合业务量编制。没有明确收费标准的项目，则要根据以前年度收入水平，结合本年的相关影响因素编列。

（2）支出预算的编制。根据国家有关政策规定、单位事业发展计划、工作任务、人员编制，有关开支范围和开支定额（或标准），物资供应及价格变化等因素编制。没有支出定额的，要根据实际情况测算编制。

（3）专用基金收支预算的编制。医疗机构专用基金包括修购基金、职工福利基金、住房基金等，根据有关规定按提取比例编制预算。

（4）事业发展项目预算编制。单位购置设备、改造医疗环境、修缮房屋、自筹基本建设资金等项目，根据业务发展需要，进行可行性论证，本着保证重点、兼顾一般、先急后缓、先重后轻的原则编制预算。

第 15 条　单位预算编制步骤。

预算编制工作分为准备、编制、审批三个阶段。

（1）准备阶段。预算管理办公室对以前年度预算执行情况进行全面分析研究，根据上级主管部门和财政部门对预算编报的具体要求和单位下年度事业发展计划预算编制进行调研准备，包括收集整理有关资料、核定基本数据、测算各种影响单位收支的因素等，形成预算编制指导方针，报预算管理委员会批准。

（2）编制阶段。预算管理办公室根据预算管理委员会预算编制指导方针，统一组织职能部门和各科室预算编制工作。根据单位预算归口管理原则，职能部门负责编制分预算，其中人事部门负责人员经费预算，包括职工信息、职工薪酬等基础信息库的编制；设备采购部门负责资产采购预算，包括汇总管理各科室医疗设备配置申请、采购可行性分析以及设备效益分析等；科研部门负责科研项目预算编制，包括科研资金的配备与使用；总务后勤部门负责总务类资产的采购预算；基建部门负责基建项目预算等，其他项目由财务部门编制。各项预算草案编制完成后，由预算管理办公室统一审查、汇总、分析，根据事业发展计划和单位资金状况编制单位总预算草案，报单位预算管理委员会　审批。

（3）审批阶段。单位预算管理委员会对单位总预算草案进行审议，审议通过并经院长办公会（职代会）审批后报上级主管部门，上级主管部门审批后报财政部门，财政部门根据国家宏观经济政策和预算管理的有关要求对单位预算按照规定程序进行审核批复。

单位根据上级主管部门和财政部门批复的预算组织执行。

第 16 条　预算编制的程序

单位预算编制实行"二下二上"的工作程序。预算委员会根据单位发展战略及年度运营目标，确定单位年度预算目标。根据预算目标，预算委员会拟定各部门及科室预算目标及编制要求，预算管理办公室以文件或办公网形式部署单位预算编制任务，为"一下"；各部门和科室召开预算会议，讨论本部门及科室的预算编制情况，根据预算委员会的要求及本部门及科室上年度的业绩及下年度的发展目标制订本科室及部门的预算草案，各科室预算编制完成后报归口职能部门，职能部门根据本部门业务特点组织编制本部门分预算，报预算管理办公室，预算管理办公室对分预算进行收集、分类、汇总，按照事业发展计划和单位财务状况，拟定总预算，报单位预算管理委员会审议，为"一上"；预算管理委员会审批完成后下达，预算管理办公室根据预算管理委员审批后调整意见下达职能部门，为"二下"；职能部门进行分预算调整，分预算调整完成后，再次报预算管理办公室，预算管理办公室审核通过后报预算管理委员会审批，为"二上"。预算管理委员审议通过形成单位年度预算方案，并经院长办公会、职代会批准后下达预算管理办公室，预算管理办公室根据政策要求逐级报上级主管部门和财政部门审批，上级主管部门和财政部门审批通过后，形成单位下年度正式预算，预算管理办公室将正式预算下达预算执行部门和单位各科室。具体工作程序如下：

（1）预算编制委员会于每年九月初，根据单位的发展战略和事业重点的要求，提出下年度总体预算目标，确定预算编制政策。

（2）预算管理办公室结合财政部门和上级卫生行政主管部门的编制规定，提出预算编制要求，通过单位办公网以单位文件通知的形式下达各预算执行部门。

（3）各预算执行部门根据上年度预算完成情况和本年度工作安排，编制本部门下年度预算，经分管院领导签署意见后报财务部门。所有非正常性支出项目需进行可行性分析论证后方可申报预算。

（4）预算管理办公室对各预算执行部门申报的预算进行收集、分类、汇总，初步审核后，报分管财务工作的院领导审查后形成预算草案。

（5）预算管理办公室向预算编制委员会提交预算草案，预算编制委员会对所申报预算逐项审核、讨论，综合平衡，全盘考虑，提出修改意见，确定预算草案。

（6）预算管理办公室将确定的预算草案报院长办公会讨论后通过单位年度预算方案，预算方案需经职工代表大会通过后，报上级主管部门审批。

（7）预算管理办公室将审批通过后的年度预算方案下发给各预算执行部门。

第四节　预算执行及调整

第 17 条　预算责任分解。

经相关部门批复预算后，单位要严格执行，由预算管理办公室组织实施，预算管理办公室要将预算指标层层分解，落实到具体的预算执行部门或个人。

1.预算执行的原则

（1）严格执行预算原则。年度预算指标下达以后，预算执行部门应严格遵守预算，不准突破预算指标；特殊情况需调整的，需遵照相应的预算调整程序后方可调整预算；调整预算未经批准，不得执行。

（2）分级组织实施原则。预算管理办公室对单位总预算执行负责，预算执行部门负责人对本部门的预算执行负责，根据年度实际工作需要，本着节约原则安排和使用预算资金，严格执行财务支出审批制度和程序，积极配合预算执行的监督和检查。

2.预算执行的程序

财务部门应认真执行已审批的预算，严格控制无预算支出。

（1）建立预算执行责任制。预算管理委员会和财务部门对单位总预算执行进行监督，分管院领导对所分管部门预算的执行进行监督，归口职能部门对本部门的预算执行情况进行监督。

（2）年初财务部门根据经批准的年度预算方案分别向各科室下达部门预算，同时为各部门设立预算经费执行账簿，逐项、逐笔登记各部门预算项目、额度以及执行变动情况。

（3）财务部门为预算执行部门建立预算执行管理账户，全面跟踪预算实际执行过程，对报销项目逐项逐笔审核，序时记录。各预算执行部门在办理收支业务时，应持预算经费执行簿办理相关审批手续，并经计财部预算审核后方可办理报销结算等业务。

（4）加强预算执行情况分析，建立预算定期公告制度，定期召开预算控制例会。预算执行过程中，财务部门应定期公告预算执行情况，并与预算执行部门定期召开例会，对预算执行情况进行分析。

第18条　单位应按照国家预算管理的相关规定和省财政部门、上级主管部门的有关要求，定期向上级主管部门报送预算执行和重点项目执行情况。

第19条　预算调整。

预算调整是指预算执行过程中由于政策的变动、临时事项的发生和预算差异分析等，需要对后期的预算数据、支出范围及内容进行调整或增减，以提高预算的可操作性，合理配置资源。

1.预算调整的原则

年度预算指标下达以后，应严格遵守预算，不准突破预算指标，需要调整的预算须按规定程序报批。

2.预算调整的程序

预算调整需要经过申请、审议和批准三个主要程序。

（1）首先应由预算执行部门提出书面预算调整申请，填写预算调整申请单，说明理由及调整方案。

（2）预算管理办公室根据预算执行情况提供调整前后的预算指标对比，对提出的预算调整申请进行审核，并提出审核意见。

（3）预算管理办公室将调整的预算按金额大小，报预算编制委员会、院长办公会或职代会审批，审议通过后下发给申请部门遵照执行。

（4）财政性支出须报财政部门审批才能调整。

第五节 预算分析及考核

第20条 预算管理办公室负责预算执行分析。预算管理办公室须加强预算分析管理，提高预算执行的有效性。

1.财务部门建立预算管理账户

对各部门的预算执行情况进行考核分析，做好预算调控工作。

2.预算分析的内容

（1）按预算执行部门分账进行统计，分析各部门预算完成情况。

（2）充分考虑影响支出的各种因素，对预算执行数与预算目标数之间的差额进行比较，并分析原因。

（3）将当期预算执行数与上年同期预算执行数相比较，并与年初预算、预算批复进行对比分析，找出产生差额的原因。

3.定期检查分析财务预算执行情况并形成书面报告

第21条 考核主体。预算执行结果应纳入单位整体绩效考核工作中，由绩效管理部门或财务部门实施考核。

第22条 预算的考核具有两层含义：一是对单位经营业绩进行评价；二是对预算执行者的考核。预算考核是发挥预算约束与激励作用的必要措施，通过预算目标的细化分解与激励措施的付诸实施，达到提升单位经济管理的目的。

第 23 条　预算考核是对预算执行效果的一个认可过程。预算考核应遵循以下原则：

（1）目标原则：以预算目标为基准，按预算完成情况评价预算执行者的业绩。

（2）激励原则：预算目标是对预算执行者业绩评价的主要依据，考核必须与激励制度相配合。

（3）时效原则：预算考核是动态考核，每期预算执行完毕应立即进行。

（4）例外原则：对一些阻碍预算执行的重要因素，考核时应作为特殊情况处理。

（5）分级考核原则：预算考核要根据组织架构层次或预算目标的分解层次进行。

第 24 条　财务部门须将预算执行情况和绩效考核挂钩，提高预算执行的严肃性。通过预算绩效考核，全面总结评价各部门预算的编制是否准确，执行是否合理、准确、科学，调整是否合规等内容，以提高资金使用效益。建立完善预算收支绩效考核制度，考核结果作为以后年度预算编制和安排的重要参考，以及科室奖惩的重要依据。

第 25 条　预算绩效考核的内容。

（1）制度建设、管理措施评价。主要包括各预算执行部门预算编制、执行、调整过程中的规范化、程序化建设等方面。

（2）资金使用情况评价。主要包括资金的申请、批复、使用范围、使用金额等方面。

（3）资金使用效益评价。尤其是大型项目的资金使用，主要包括预期目标完成情况、完成的质量、及时性和项目完成后产生的社会效益和经济效益等方面。

第 26 条　预算绩效考核的方法程序

（1）由预算管理委员会进行预算绩效考核。

（2）年底由财务部门按部门分项目统计出各部门预算执行情况，并上报预算编制委员会。

（3）由各预算执行部门向预算编制委员会汇报该部门预算管理措施及制度建设情况、预算资金使用情况和资金使用效益情况。

（4）预算管理委员会根据预算实际执行情况与预算目标相对照，对预算部门进行综合打分。

（5）根据考评结果，对预算执行部门进行奖惩。

（6）预算管理委员会将预算绩效考核项目结果在一定范围内公布，接受监督。

（7）财务部门和归口职能部门总结分析预算实际执行情况，总结经验，供下年度预算做参考。

第六节　附　则

第 27 条　本制度由预算管理委员会制定并监督实施，未尽事项由预算管理委员会审议批准，各部门遵照执行。

第 28 条　本制度自职代会批准之日起实施。

第四章　全面预算管理目标

第一节　全面预算目标概述

单位预算的目标体系作为预算管理的起点，与单位战略规划有着直接的联系，它的建立为预算的考评与奖惩制订奠定了重要的基础，有利于进一步推进财政预算现代化、科学化、精细化管理。不同类型的单位因其业务发展、规模等的不同，其预算目标确定的出发点亦有所不同，因而具体确定预算的目标体系也有所区别。全面预算的目标体系大致分为单位预算的目标内涵、设定原则、确定方法及目标的分解几个方面。

一、单位预算目标的含义

预算目标是预算期内单位运营活动所要达到的目标和结果。预算目标是单位战略发展目标在预算期内的具体体现，是单位在市场预测和分析单位内部医疗资源的基础上，经过单位管理者以及单位内部各个预算管理部门反复测算、协调确定的。预算目标是单位实施内部控制、进行绩效评估的依据，同时也是协调单位各责任部门利益关系、加强各部门间联系与协作、调动职工积极性的激励工具。从预算目标的阶段层面看，预算目标可以细化为每月的预算、每季的季度预算、每年的年度预算和中长期单位战略规划目标，体现出短期目标汇总达到单位长期目标的过程；反过来则体现单位阶段性、项目性的目标细分。从预算目标的范围层面看，预算目标的确定，不仅可以将单位的发展战略和经营目标具体化、数量化，使之成为预算期内单位从事各业务活动的指南，而且预算目标的层层分解和细化，使单位预算目标转化为各部门各层级以及每名职工的责任目标和工作目标。它不仅可以明确单位及各预算责任单位在预算期内的工作重点和方向，而且提供了评价各部门和职工工作绩效的标准。预算目标的设置应充分考虑单位外部环境及内部资源状况，明确单位预算期间的发展方向和必需的竞争水平，并建立以预算为基础的激励制度。预算目标的合理与否在很大程度上影响单位预算编制的合理性、预算执行的可控性和预算评价的准确性，并最终决定单位预算管理的整体功效。预算目标的确立一方面可以起到引导单位各项业务活动按预定规划进行、防止出现或及时纠正偏差的作用；另一方面还可以最大限度地发挥单位职工的积极性，提高各预算责任单位的效益，进而提升单位的整体效益。

二、单位预算目标确定的原则

根据单位财务制度第八条规定，预算是指单位按照国家有关规定，根据事业单位发展计划和目标编制的年度财务收支计划。单位应根据公立单位改革要求，逐步建立"预算编制有目标、预算执行有监控、预算完成有评价、评价结果有反馈、反馈结果有应用"的预算绩效管理机制，实现全过程绩效控制和管理。实现全面预算管理，首先要编制全面预算。而编制全面预算，最重要的前置工作是确定预算目标。预算目标既是编制全面预算的主线和方向，也是整个全面预算管理系统运行的依据和灵魂。预算目标本身在不同性质的单位中是有区别的，企业通常以利润及企业价值最大化为预算目标。但公益性事业单位本身具有的公益性决定了其预算目标的特性。公立单位肩负着经济效益和社会效益的双重责任，要想达到经济效益和社会效益的统一，我们必须确立好单位预算目标的设定原则。一般来说，确定预算目标要遵循以下原则。

（一）可行性原则

单位各项目标的制定要以国家和上级单位的政策性规定、单位的发展战略和年度计划为前提，以历史资料为基础，根据对各科室具体情况的实际调研，进行科学合理的预测。

通过分析科室的具体特点和新一年度科室的业务发展计划来进行预算编制。要用可靠翔实的数据为依据确定，不能脱离实际，只凭主观臆断确定预算目标。在制订的过程中，预算目标应能反映单位在预算期内可以实现的最佳水平，既先进又合理，应避免目标"定位太高"或"定位太低"两种倾向。定位太高，导致预算目标难以实现，使预算丧失可行性，极易打击各预算执行部门的工作热情和积极性；定位太低，不利于挖掘单位潜力，也违背了实施全面预算管理的初衷。因此，单位的预算目标应在科学合理的政策前提下，保证合理定位，既遵循客观条件，又能积极主动地努力完成指标。

（二）系统性原则

首先，在预算全面性上主要可以分为三个层次说明；一是在预算目标的属性上，既包括财务指标，又包括非财务指标；既有绝对数指标，又有相对数指标；既有定量指标，又有定性指标。二是在预算目标的范围上，既包括了从横向各个环节流程上的指标，又包括了纵向结构上各个部门层级上的指标。预算管理方面也提出要求："单位的一切财务收支、经济业务等必须进行统一核算，所有收入和支出须纳入部门预算管理。"三是在预算目标的制订上，既要照顾国家、上级领导、单位领导、科室领导和职工各方的利益要求，又要兼顾单位的发展情况和近期的经营效益和社会效益。与此同时，预算目标之间具有深刻的内在联系和严密的逻辑关系，预算目标不仅要与单位的发展方向协调一致，各期预算目标要前后衔接，以确保单位能够按步骤、分阶段地落实预算目标。单位的整体总目标也要和内部各部门各层级的预算分目标协调一致，相互适配，共同构成单位整体的总预算指标体系。

（三）客观性原则

单位预算目标首先必须是客观的。目标的制定必须符合客观需求，关注各影响因素和外部环境变化，以科室业务量的合理预测为基础；考虑科室的资源配置情况、技术要求等内在环境因素。在保证客观的前提下，预算目标要以单位的计划为导向，为各预算执行责任单位预算期内的经营活动指明方向和重点。因此，单位的预算目标要根据内部各预算责任单位的具体特点和职能，有针对性地涉及预算项目和制订预算目标，引导各预算责任单位的工作重点和努力方向。例如，如果单位年度任务中除了要重视收支情况，还要突出重视医疗服务效率情况，在预算指标的制订上就要将病床使用率、平均住院日等作为一项重要的指标进行考虑；如果单位要求重视安全医疗，就要将门诊与出院诊断符合率、无菌手术"甲级"愈合率、院内感染率、手术并发症率等指标考虑进去。

（四）可控性原则

单位在向各预算执行责任单位分解落实预算目标时要遵循可控性原则，凡是出现某预算执行部门不能控制的指标，一定要将其变为可控制性指标。例如，成本指标是由消耗因素和价格因素构成的，对于耗材的采购权由专设部门（如采购中心）统一管理，科室没有采购权；物价是由物价部门按照统一的标准制订的，而对于耗材的领用和消耗部分科室是可以控制的，所以在落实预算目标时要全面考虑到各因素，对于可以控制的消耗因素如何确定预算目标，把价格因素转变为可参考的合理的计划价格，可以适当地进行控制。

三、单位预算目标管理应注意的问题

单位预算目标是预算期内单位医疗活动所要达到的预算和结果。它是以单位短期预算和战略规划为导向，在市场预测和单位内部进行各项资源平衡与分配的基础上，经单位最高管理层、内部预算主管及执行部门反复协商、测算确定的。预算目标确定后则层层分解、细化，使单位的长短期预算具体化，成为各层级部门和职工的重点和方向，并成为各部门、职工工作绩效的重要考核依据。确定预算目标，是按原则全面预算的主线和预算管理系统运行的重要依据，预算目标的确定要以单位战略规划和经营计划为依据，通过测算、分析、完善、修正等过程最终确定。针对预算目标的管理，应注意以下几个问题：

1.预算目标应保证单位战略的实现

战略目标是预算编制的指导性目标，通过分解，将单位的战略分解为具体的目标。通过目标的下达，使单位战略转化为指标化、数字化的预算指标，为各级责任主体预算编制指引了方向。单位年度预算按照一定的预算周期分解到各级责任主体，构成了各级责任主体的年度预算目标，保证了单位战略在预算管理中得到贯彻与实施。

2.预算目标要为预算管理及考核提供依据

预算目标是确定各级责任中心预算量化指标体系的依据和标准，预算目标的确定应该增强单位整体的控制与考核的可操作性。在预算的实际执行过程中，还要对预算的执行情况进行差异分析。通过差异分析，可随时发现预算执行过程中存在的问题，并通过分析查明原因，及时做出调整，同时还要对各级责任中心的预算执行情况进行评价，并进行奖惩。

3.预算目标应成为单位管理的导向

单位预算目标有助于单位战略的实现，预算目标的设置还应成为单位实施管理的依据和标准。在设置预算目标时要树立正确的预算目标意识导向，要从单位自身的资源条件及医疗市场的实际情况出发，科学合理确定预算目标。单位预算目标体系的分解及执行要有助于建立有效的组织架构，要同单位的组织管理体系相适用，同时要平衡各职能部门的管理，使预算目标满足单位总体管理的需求。

第一节　全面预算指标体系

单位预算目标是实施预算管理的起点，是预算管理体系有效运转的基石。预算目标体系是对单位战略目标和战略重点的指标化描述。单位预算目标包括财务指标和非财务指标两大类。

一、财务类指标

财务指标反映的对象是单位的资源状况与资源运营效果，涵盖了单位的投资活动、经营活动和筹资活动，能够揭示单位的效益、规模增长与风险水平，是单位预算指标体系的主体。财务指标主要包括预算管理指标、结余和风险管理指标、资产运营指标、成本管理指标、收支结构指标、发展能力指标。

（一）预算管理指标

预算管理指标主要用于反映和评价单位预算执行结果，便于主管部门（或举办单位）对单位预算执行、成本控制以及业务工作等情况进行综合考核评价，并将结果作为对单位管理层进行综合考核、实行奖惩的重要依据。单位预算管理指标有预算执行率、财政专项拨款执行率两类。

1.预算执行率

预算执行率包括预算收入执行率和预算支出执行率两个指标，反映单位预算管理水平。

$$预算收入执行率 = \frac{本期实际收入总额}{本期预算收入总额} \times 100\%$$

本期预算收入是单位编制的年度预算总收入，本期实际收入是单位在预算年度中实际完成的收入。预算收入执行率反映单位收入预算的编制和执行水平，一般来说该项指标应当在100%左右，过高或过低都反映单位在年初编制预算时没有充分考虑单位的经济状况和环境条件。

$$预算支出执行率 = \frac{本期实际支出总额}{本期预算支出总额} \times 100\%$$

本期预算支出是单位编制的计划期内预算总支出，本期实际支出是单位在预算期内实际发生的支出。预算支出执行率反映单位对支出的预算编制和管理水平，该项指标过高或过低说明单位预算编制和支出控制方面存在问题。

2.财政专项拨款执行率

$$财政专项拨款执行率 = \frac{本期财政项目补助实际支出}{本期财政项目支出补助收入} \times 100\%$$

财政专项拨款执行率反映单位财政项目补助支出的执行程度。

（二）结余和风险管理分析

结余和风险管理分析主要反映单位收支管理水平以及对财务风险的控制。单位是公益性的事业单位，保证运营的安全是单位可持续发展的前提，单位的运营应贯彻适度举债的原则，严格控制单位的财务风险。反映单位结余和风险管理的指标主要有业务收支结余率、资产负债率、流动比率、速动比率。

$$业务收支结余率 = \frac{业务收支结余}{医疗收入 + 财政基本支出补助收入 + 其他收入} \times 100\%$$

业务收入结余率反映了单位除来源于财政项目收支和科教收支项目之外的收支结余水平，能够体现单位的业务收入规模水平、成本费用的节约程度以及单位的管理水平、技术状况等。

$$资产负债率 = \frac{负债总额}{资产总额} \times 100\%$$

资产负债率揭示了单位资产与负债的依存关系，反映单位的资产中借债筹资的比重。一般来讲，在单位的管理中，鉴于单位的性质及特点，资产负债率不应太高。单位应结合行业的发展趋势、所处的竞争环境和技术发展状况等客观条件，确定一个合适的水平。

$$流动比率 = \frac{流动资产}{流动负债} \times 100\%$$

流动比率指标的意义在于揭示流动资产与流动负债的对应程度，考察单位短期债务偿还的安全性，反映单位短期的偿债能力。一般地讲，鉴于单位的特点，单位的流动负债不应过高，单位应贯彻适度举债的原则，以免影响单位正常业务的发展。

$$速动比率 = \frac{速动资产}{流动负债} \times 100\%$$

速动比率是反映单位在某一时点上运用随时可以变现资产偿付到期债务的能力。单位的速动资产包括货币资金、短期投资、应收账款等。速动比率由于剔除了存货等变现能力较弱且不稳定的资产，因此，速动比率较流动比率更能准确、可靠地评价单位资产的流动性及其短期偿债的能力。

（三）资产运营分析

单位运营能力是指单位基于外部市场的约束，通过人力、财力、物力资源的有效组合而对单位财务目标所产生作用的大小。资产的运营能力是对单位获利能力的补充，通过对单位的资产质量和资产运营能力指标的分析，有助于评价单位驾驭所拥有的经济资源的能力，从而可以对单位的资产管理水平予以正确评价，并为单位的经济效益的提高指明方向。反映和评价单位资产运营能力的指标主要有总资产周转率、流动资产周转率、应收账款周转率、存货周转率等。

$$总资产周转率 = \frac{医疗收入 + 其他收入}{平均总资产} \times 100\%$$

总资产周转率又称资产周转次数，反映单位总体资产的平均运营效率，通常表示总资产在一年中周转的次数。周转次数越多，表明运营能力越强；反之，说明单位的运营能力较差。

$$流动资产周转率 = \frac{医疗收入 + 其他收入}{平均流动资产} \times 100\%$$

流动资产周转率反映单位流动资产周转速度和流动资产利用效果。单位一定期间流动资产的周转次数越多，说明单位的流动资产利用效果越好；反之，说明单位流动资产的运营能力较差。

$$应收账款周转天数 = \frac{平均应收账款余额 \times 365}{医疗收入} \times 100\%$$

应收账款周转天数反映单位应收账款的流动速度。应收账款在单位的流动资产中占有很大份额，单位应加强应收账款的管理，因为应收账款对于单位而言是一种风险和成本，包括坏账损失、管理成本、收账成本、资金的时间成本。

$$存货周转率 = \frac{医疗支出中的药品+卫生材料+其他材料}{平均存货} \times 100\%$$

存货周转率反映单位从取得药品、卫生材料、其他材料到投入医疗服务等各个环节的管理水平。存货过多会浪费资金，同时还可能造成存货过期、变质；存货过少则会影响单位的正常医疗活动，因此，单位应根据医疗服务的规律确定一个最佳的存货水平。

（四）成本管理分析

成本管理指标主要反映单位对成本费用的管理水平以及对病人费用的控制水平，同时也反映单位对于资源的配置和使用效率状况。反映单位成本管理的主要有门诊与住院两个方面的指标。

1.门诊成本指标

$$每门诊人次收入 = \frac{门诊收入}{门诊人次}$$

每门诊人次收入对于病人来说反映了病人所承担的费用水平，对于单位来说反映了单位单位服务量的收入水平。这一指标的高低应该同单位的技术、规模、质量相适应。

$$每门诊人次支出 = \frac{门诊支出}{门诊人次}$$

每门诊人次支出反映单位对于门诊成本的管理水平、一般地讲，此指标越低，说明单位的成本管理水平越高，单位的经济效益越好。

$$门诊收入成本率 = \frac{每门诊人次支出}{每门诊人次收入} \times 100\%$$

门诊收入成本率反映单位的收入水平、成本费用的节约状况以及单位的管理水平、技术状况，也反映单位的可持续发展能力。

2.住院成本指标

$$每出院人次收入 = \frac{住院收入}{住院人次}$$

每出院人次收入对于病人来说反映了病人住院所承担的费用水平；对于单位来说反映

了单位单位服务量的收入水平。这一指标的高低反映单位的技术、规模、质量及管理水平。

$$每住院人次支出 = \frac{住院支出}{住院人次}$$

每住院人次支出反映单位对于住院成本的管理水平，一般地讲此指标越低，说明单位的成本管理水平越高，单位的经济效益越好。

$$住院收入成本率 = \frac{每住院人次支出}{每住院人次收入} \times 100\%$$

住院收入成本率反映单位的收入水平、成本费用的节约状况以及单位的管理水平、技术状况，也反映单位的可持续发展能力。

（五）收支结构分析

收支结构指标反映单位收入以及支出的结构，可以从构成方面来分析与评价单位的收入及成本的管理水平。常用的指标有人员经费支出比率、公用经费支出比率、管理费用率、药品及卫生材料支出率、药品收入比重等。

$$人员经费支出比率 = \frac{人员经费}{医疗支出 + 管理费用 + 其他支出} \times 100\%$$

人员经费支出比率反映了单位人事配置的合理性及薪酬水平高低，也可以反映单位的支出结构是否合理。通过与以前年度比较可以判断单位支出结构变化趋势是否合理；与同类型的单位横向对比，可以了解本单位与先进单位的差距。对单位人员经费支出比率的分析，应结合单位特点、技术状况、人事配置以及薪酬政策来分析比较。单位应加强人事的配置，合理优化人员结构，避免超编及人浮于事的现象，以免人员经费挤占公用经费支出，影响单位正常业务的开展。

$$公用经费支出比率 = \frac{公用经费}{医疗支出 + 管理费用 + 其他支出} \times 100\%$$

公用经费支出比率反映单位的商品与服务支出的投入情况。公用经费支出在单位的支出中占有很大的比重，加强对公用经费支出的管理对于提高单位的经济效益具有重要意义。

$$管理费用率 = \frac{管理费用}{医疗支出 + 管理费用 + 其他支出} \times 100\%$$

管理费用率反映单位的管理水平和效率。与以前年度比较，可以了解单位管理费用的变化情况；与其他单位比较，可以找出差距，有利于控制单位的管理费用开支，提高单位的经济效益。

$$药品、卫生材料支出率 = \frac{药品支出 + 卫生材料支出}{医疗支出 + 管理费用 + 其他支出} \times 100\%$$

药品、卫生材料支出率反映单位在开展医疗服务过程中的药品、卫生材料的耗费程度。与以前年度相比可以了解单位对于药品、卫生材料的使用的趋势变化；与同规模的单位比较，可以找出本单位在药品、卫生材料使用方面存在的问题，以便加强管理，科学合理地使用药品及卫生材料，以免给病人带来不合理的经济负担。在分析中，也可以分别计算药品、卫生材料的支出率，这样可以正确地发现问题，便于管理。

$$药品收入比重 = \frac{药品收入}{医疗收入} \times 100\%$$

药品收入比重反映单位对于药品使用的状况。一般地讲，单位的药品收入比重同单位的规模相关，规模越大，药品收入的比重越低；反之越高。同时，药品收入比重还同单位的技术结构以及药品使用的合理性有关。通过与以前年度相比，可以发现单位在药品购置、使用方面存在的不合理现象，有助于及时发现问题，及时纠正；通过与其他同规模的单位相比，也可以分析本单位的技术状况以及在药品购置、使用等方面存在的　问题。

（六）发展能力分析

单位的发展能力，也称单位的成长性，是指单位通过自身的医疗服务活动，不断积累扩大的发展潜能。从单位财务角度看，反映单位发展能力的指标主要有总资产增长率、净资产增长率、固定资产净值率。

$$总资产增长率 = \frac{医疗收入 + 其他收入}{平均总资产} \times 100\%$$

总资产增长率从单位资产总量方面来反映单位的发展能力，表明单位规模水平对单位发展潜力的影响。该指标越高，表明单位在一个营业周期内资产规模扩张的速度越快，但应注意资产规模扩张的结构、质量、单位发展能力以及举债的风险程度等，避免资产规模盲目扩张。

$$净资产增长率 = \frac{医疗收入 + 其他收入}{平均净资产} \times 100\%$$

净资产增长率反映单位净资产的增值情况和发展潜力。净资产增长率大于零，是单位健康发展的标志，其增长速度展示了单位的发展潜力。该指标若是负值，则表明单位的净资产受到侵蚀，应引起注意。

$$固定资产净值率 = \frac{平均应收账款余额 \times 365}{医疗收入} \times 100\%$$

固定资产净值率反映单位固定资产的新旧程度，体现了单位固定资产更新的快慢和持续的发展能力。一般地讲，该指标越高，表明固定资产比较新，可以为单位服务的时间较长，对未来发展的准备比较充足，发展潜力大。

二、非财务评价指标

（一）非财务评价指标的作用

随着医疗市场环境的变化，单位管理体制的改革，传统的以财务指标为主的预算指标体系已越来越不适应单位发展的需求。这是因为，财务评价指标主要是以会计报表提供的信息进行评价，局限于对实物资产运用结果的反映，其评价的是过去的事情，不能反映过程以及未来价值的活动，带有静止单一和被动反映的特点，不能全面地、动态地反映整个单位运营过程中的问题，不能主动地分析和管理，也不能同单位的战略目标以及管理手段有效地结合起来。由于单位管理的复杂性及多样化，单位管理的诸多因素，如病人满意度、医疗市场份额、医疗质量、技术创新、社会舆论以及政府的支持程度等，都将极大地影响单位未来的运营业绩。而财务指标无法对这些因素的影响进行测评，那么单位就不可能发现自身的运营优点和缺点，就不可能从市场角度来满足病人的需求。正因为传统的财务评价指标不能适应现在的单位管理需要，因此许多单位已将非财务指标应用于预算管理，如许多单位将病人费用水平、患者评价、创新能力等指标体系用于单位的管理当中。由于单位所处的地理位置、单位规模、当地社会经济水平、医疗技术水平的不同，不同单位在采用非财务评价指标时各有特点。

单位采用非财务评价指标的优点是，一是可以对单位的整个运营过程进行控制，尤其在单位信息管理体系完善的条件下，管理人员可以及时连续地对所要控制的项目进行监控，使这些问题能及时解决。二是可以分清责任，使控制更为有效。非财务评价指标的责任易于设置，因而，可以实施有效的控制，如医疗质量、服务质量的控制等。三是因其同单位的发展运营目标密切相关，单位的运营目标是以最少的耗费满足人民群众日益增长的医疗需求。单位在注重经济效益的前提下，必须重视社会效益，而非财务指标所反映的正是那些关系到单位运营目标的关键因素，因而非财务指标同单位的运营目标密切相关，可以为实现单位的运营目标服务。同时，非财务指标注意从单位整体发展来评价单位业绩，注重单位的整体利益，所以对整个单位的发展更为有利。

（二）非财务指标设计的原则

1.全面性原则

业绩评价是一项系统性工作，它对于实现单位目标具有重要的作用。非财务指标是为了适应现代化单位业绩评价的要求出现的，因而在非财务指标的选择上，应涵盖单位所有非财务性关键因素，这样才能全面客观地评价单位的运营业绩。

2.目标一致性原则

单位非财务指标的设计是为实现单位的运营目标服务的，因此其必须与单位的运营目标保持一致。同时，还必须与财务指标相互补充、相互协调。

3.激励性原则

单位的目标是由人来实现的，业绩评价应充分调动职工的积极性，促使他们努力工作，以实现单位运营目标。由于非财务业绩指标同科室以及个人紧密结合，因此，单位必须注意非财务指标对职工的激励作用。设计的指标既要围绕实现单位的运营目标，同时还必须能合理评价职工及科室的业绩，以充分调动他们的积极性。

第二节 全面预算目标的确定

编制全面预算首先要确定预算总目标，然后对预算总目标进行综合分析，层层分解，落实到部门及科室。预算目标的确定可以以收入目标、成本目标、结余目标为起点，但无论采用何种顺序确定预算目标，最终目的都是为确定一个科学、客观、可行的结余目标。

一、收入目标

（一）基数加成法

基数加成法是指以上年完成的收入或前几年完成收入的平均数为基础，再结合预算期内单位投入、新业务开展、技术引进、价格调整等方面的情况，确定一个增长比率，以此确定单位的预算目标。

预算收入 = 上年收入×(1+计划年度收入增长百分比)

（二）概率预算法

概率预算的编制，首先要预测各预算因素可能出现的具体数值，以变动的观点估计所列示的具体数值出现的可能性，再将各种预算因素出现的概率与预算因素之间的关系进行组合，得出在不同情况下的联合概率，最后以各种联合概率来测算出相应的期望数值，并汇总出不同情况下的可能预算，进行比较分析。

二、成本目标

（一）目标结余倒推法

目标结余倒推法是指单位在业务量与服务价格既定的前提下，从已确定的目标结余出发倒挤出目标成本。

目标成本 = 目标业务收入 – 目标结余

（二）预测汇总表法

预测汇总表法是指按费用或成本项目就其变动情况分别预测，然后加以汇总，从而得出目标成本的初步值的方法。

目标成本 = 基期成本 – Σ每一要素增减变动值

三、结余目标

（一）基数加成法

基数加成法是指以上年完成的结余或前几年完成结余的平均数为基础，再结合其他因素，确定一个固定的加成比率，以此确定单位的预算目标。

目标结余 = 上年实际结余×(1+计划年度结余增长百分比）

（二）效益系数法

效益系数法是指通过本单位或者行业其他单位投入产出量相比，得出效益系数。

目标结余 = 计划业务收入×预订业务收入结余率

（三）本量利分析法

目标结余 = Σ预计业务量×(单价 – 单位变动成本) – 固定成本总额

第三节　全面预算目标的分解

　　预算目标的合理分解，可以使基层科室之间奋斗目标保持一致和平衡，使单位预算管理具体化、精细化。各层次的责任目标以及各责任部门、责任人的行为能否依据单位预算目标加以明确分解和有效实施，不仅影响着单位各项经济资源潜能的充分发挥，而且影响着责任人的积极性、创造性和责任感，最终影响单位预算目标的实现程度和效果。

　　单位预算目标的分解可以按照预算的空间维度和时间维度两种形式进行。

一、按预算的空间维度将预算目标进行分解

　　目标分解可以按照各级科室或职能部门展开，也可以按照工作岗位展开。按空间维度进行的分解可以分为自上而下的层层分解及自下而上的层层分解。

（一）自上而下的预算目标分解

　　即由上级部门确定总体预算目标，然后将预算目标逐层分解到各下级部门。这种"自上而下"的分解流程能将单位目标直接体现在单位预算之中，体现了预算的整体性和权威性。但由于对基层的信息掌握有限，很容易让预算目标的分解脱离实际，使预算的可执行性降低，难以发挥其计划、协调、控制的作用。自上而下的预算目标分解方法主要包括：倒挤法、固定比例法、基数法、因素分析法、联合基数法和杜邦分析法。

1.倒挤法

首先把不确定性因素较小的责任单位和个人的具体预算目标确定下来，然后在单位整体预算管理目标中逐一扣除，逐步倒挤出单位内部各级责任单位和个人的具体预算目标。

2.固定比例法

固定比例法，指充分考虑单位内部各级责任单位和个人以往在实现单位整体预算管理目标中的贡献能力大小，合理确定一套固定的分配比例，据此将已经确定的单位整体预算管理目标按比例分解、落实。

3.基数法

基数法，是以各级责任单位和个人上年完成预算目标或前几年完成预算目标的平均数为基础，预测预算期发展速度，在此基础上分解，确定预算目标的方法。这种方法简便易行，应用面广。

4.因素分析法

因素分解法，指将有可能影响各级责任单位和个人预算期间预算目标完成情况的各有关因素综合起来，采用一定的分析方法进行分析，最终合理分解，落实单位整体预算管理目标，确定各级责任单位和个人的具体预算目标。这种方法需要分析影响单位的各种因素，看似准确，其实可靠性不强。原因在于一方面它的分析计算工作量大，程序烦琐，效率较低；另一方面由于不可能面面俱到，往往顾此失彼或者抓不住主要矛盾，从而影响目标分解的准确性和合理性。

5.联合基数法

联合基数法是指单位在确定各科室预算目标时，预算委员会（上级）每年根据单位的战略目标，对行业进行分析和预期，结合单位的具体情况，提出各科室的年度目标。各科室（下级）在不低于上级提出的指标基础上，提出自己经充分努力可以完成的指标。然后，以上下级提出指标的算术平均数作为当年单位的基数指标。年末，根据各科室实际指标的完成情况，计算出奖励系数和受罚系数。奖励系数是根据实际完成数与上级要求数之差再乘以一定比例，受罚系数是根据下级自报数与实际完成数之差再乘以一定比例，最后根据奖励系数与受罚系数之和计算出科室预算完成情况的净奖励系数。在使用联合基数法确定单位各科室的收入预算时：

科室的年度收入 = 基本收入 + 风险收入

6.杜邦分析法

杜邦分析法是利用几种主要的财务比率之间的关系来综合地分析单位的财务状况。它是一种从财务角度评价单位绩效的经典方法。运用杜邦分析法来分解单位的预算目标，是指通过一些关键的财务指标的目标值来确定预算期内单位的运营活动在财务方面所要达到的标准。

根据单位作为公益性事业单位的特性，运用杜邦分析法分解预算目标时，可以将单位业务收支结余率作为核心指标，逐级分解为多项财务比率指标，从而深入分析比较单位运营业绩。

业务收支结余率 = 业务收支结余÷(医疗收入 + 财政基本支出补助收入 + 其他收入）×100%

业务收支结余 = 医疗收支结余 + 其他收入 - 其他支出

医疗收支结余 = 医疗收入 + 财政基本支出补助收入 - 医疗业务成本 - 管理费用医疗收入 = 门诊收入 + 住院收入

医疗业务成本 = 临床服务成本 + 医疗技术成本 + 医疗辅助成本

按照这样层层递进的方式，将预算期内单位总目标逐步分解到各项收入支出的明细目标，使得单位的总目标能够得到明确的落实。

（二）自下而上的预算目标分解

"自下而上"的预算分解流程是由下级职能部门提供数据，预算编制委员会对这些数据进行汇总，确定预算目标总量，然后再分层分解到各个部门。这种编制流程虽然一定程度上解决了预算严重脱离实际的情况，但是上下级及职能部门的信息交流不顺畅和不完全，无法做到有效沟通，致使预算目标编制有所保留或夸大。其主要方法是自主申报法。

自主申报法，是指由单位预算管理委员会召集各级责任单位和个人（或代表），在说明预算期间单位整体预算管理目标和相关单位内外部环境的背景下，动员各级责任单位和个人根据自身实际能力大小与实际状况，自主申报其各自在单位整体预算管理目标中愿意承担的份额，经过预算管理委员会的修正，据以进行分解的方法。

二、按预算的时间维度将预算目标进行分解

将年度预算目标按照一定的流程方法评估、细化，编制到科室后可按照如下方法分解到月／季度。

（一）全年平均分摊法

全年平均分摊是指将年度预算目标按照预算期平均的方法均匀地分解到季／月度。

【例】20×2 年单位收入预算目标是 20 000 万元，各科室确定的季度、月度预算收入情况见表 4-1：

表 4-1 科室收入预算分解表

单位：万元

科室	年度预算	季度预算	月度预算
神经外科	930.00	232.50	77.50
皮肤科	250.00	62.50	20.83
急诊科	900.00	225.00	75.00
体检科	2 050.00	512.50	177.08
内科	2690.00	672.50	224.17
骨科	2 250.00	562.50	187.50

科室	年度预算	季度预算	月度预算
儿科	620.00	155.00	51.67
美容中心	220.00	55.00	18.33
口腔科	1 060.00	265.00	88.33
传统医学	450.00	112.50	37.50
心血管中心	5 500.00	1 375.00	458.33
妇产科	3 080.00	770.00	250.43
全院预算	20 000.00	5 000.00	1 666.67

（二）参考历史经验分摊法

参考历史经验分摊法是指将年度预算参考往年的历史数据逐级、按时间顺序进行分摊，此种方法充分考虑到了各科室患者就诊的周期性、提供医疗服务业务的时间性差异等因素，使预算标准具有更强的可参考性。

第五章 全面预算编制

第一节 全面预算编制准备

一、全面预算编制的前提

（一）树立正确的单位管理理念

单位在管理过程中要处理好"内外"关系，把握好职工与患者的相互关系，即以职工为本、以患者为中心。重视管理、技术、设施三大要素，以及协调发挥这三大要素，提升质量和服务水平，这在新医改背景下无疑已成为提升单位核心竞争力的重要因素，实施全面预算管理是促进单位健康平稳发展，提升单位竞争力的有效管理手段。

（二）单位管理决策层的支持

全面预算管理是涉及整个单位综合性、系统性、全局性的管理活动，它要求单位的医疗、管理各个部门共同参与，仅仅依靠财务部门是不能完成全面预算管理重任的。各部门领导必须从人力、物力、财力各方面给予充分支持，从而有效保证全面预算管理的权威性。

（三）全员的积极参与和配合

全面预算管理涉及单位运营的各个环节，这些环节由单位不同的部门分担。因此，全体职工是全面预算的具体执行者。预算编制水平如何，如何去完成预算，预算的执行者——全体职工最熟悉情况、最有发言权。所以，应重视全体职工的宣传教育技能培训，调动全体职工自觉参与全面预算管理的积极性和主动性，使其参与预算编制、执行和控制，并为全面预算更好地实施献计献策。

（四）完善的制度机构保证

全面预算管理工作必须要有完善的规章制度和完备的组织机构做保证，才能使全面预算管理工作顺利开展。在单位制定一套完备的预算管理机制，如预算编制、执行、分析考核制度，成立预算管理委员会、预算管理办公室等。有了完善的管理制度和优良的管理机构，并各司其职，整个预算管理工作才能为单位的长远发展奠定良好的基础。

二、全面预算编制的基础

（一）收集整理预算编制所需的各项资料

在正式编制预算之前，单位先要对单位制定预算具有参考意义和价值的相关文件、制度及各种指标数据等资料进行收集、整理和汇总，并依据这些资料做出全面预算。

上年度经营指标完成情况和历史数据统计。如：门急诊人次、实际占用床日数、床位使用率、床位周转次数、出院者平均住院天数、平均门诊费用、平均床位费用、平均每床位工作日、年（季）门诊手术例数、用药占比、超医保定额额度等。

单位各种经营定额指标资料。如：流动比率、速动比率、百元固定资产收入、业务支出/百元业务收入、资产负债率、固定资产总值、医疗收入中药品收入比例和医用材料收入比例、总资产周转率、应收账款周转率、总资产增长率等。

各临床医疗医技科室，制订的下一年度的工作计划及预算。如：门诊人次、床位使用日数、床位使用率、平均门诊费用、平均床位费用、平均每床位工作日、月住院手术例数、月门诊手术例数等。

市场预测的相关资料和其他与预算编制有关的因素。

（二）分析预测确定单位年度预算编制大纲

单位事业发展计划是编制预算的基础，上期预算执行情况是编制预算的参考。在编制全面预算之前，单位预算管理部门和财务部门要对近几年内财务收支和业务规律及有关资料的变化情况进行分析：一是分析预测年度内国家政策对单位收支的影响，如医疗保险制度改革、增设收费项目、提高收费标准等对收入的影响；政策性增支因素，如提高工资、津补贴标准对支出的影响等。二是分析事业发展计划对收支的要求，如新增床位、新增大型医疗设备和计划进行的大型修缮改造等对资金和收入的影响等。三是分析非经常性收支对单位总体收支的影响，合理确定单位年度运营目标，并层层分解制订各部门的年度运营目标，确定单位年度预算编制大纲。

单位年度预算编制大纲包括：单位预算编制的基本原则，组织领导及各部门的责任分工，运营目标草案，预算范围与内容，预算编制原则与方法，预算编制要求与注意事项，预算编制的时间安排，预算的审批程序，各预算部门需要编制的预算表格样式及填写说明，预算编制的有关政策、假设、基本前提和定额资料等。

预算编制大纲编制完成并经过单位预算委员会审查批准后，单位应召开专门的预算会向各部门负责人布置下一年度预算编制任务，并下达预算编制大纲。

为了预算编制工作的顺利进行，预算管理办公室应对各部门负责人和预算编制人员进行有关预算编制工作的业务培训，让各部门负责人和预算编制人员在接受业务培训和阅读理解预算编制大纲的基础上，按照责任分工，依据预算编制大纲和具体预算项目的特点、要求编制各项预算，并及时将预算草案上报预算管理办公室。

三、全面预算编制的方法

1.固定预算法

固定预算法又称静态预算法，是指依据预算期内一个固定的业务量而编制的预算。这种方法不考虑预算期内业务活动水平可能发生的变动，只按照预算期内计划预定的某一共同的业务活动水平为基础确定相应的数据。这种预算编制方法的好处是比较简便易行、直观明了，但是当单位实际执行的结果和预期的业务水平相距甚远或成本费用支出水平随业务量变化而变化的时候，不利于控制与考评。

2.弹性预算法

弹性预算法又称变动预算法，是为了针对固定预算法存在的不足而设计的，是指一种具有伸缩性、能适应不同业务量变化的预算。其编制的依据不是一个固定的业务量，而是一个可见的业务量范围，使预算具有弹性，增加了预算的适应性。弹性预算编制的基本方法如下：

选择业务量标准。确定某个相关的业务量范围，预计未来期间内业务活动水平将在这一相关的范围内变动。业务量选择得当与否，对掌握成本的变化性和实行预算控制关系甚大。

确定费用性质和业务量的关系及其表达方式。根据成本与经济计量单位之间的关系，将单位的成本分为固定成本、变动成本、混合成本三大类，将混合成本进一步分为固定成本和变动成本。

弹性预算的特点：

由于是按照多种业务量进行编制的预算，因此预算的适应性较强，任何实际业务量都可以找到相近的控制依据和评价标准，并且使预算控制和差异分析更有意义和说服力。

由于有些混合成本要分成固定成本和变动成本，在实际操作中并不是很容易做到的，这在一定程度上降低了预算指标的合理性。

3.零基预算法

零基预算法即以零为基础编制的预算，是指在编制预算时，不考虑以往会计期间所发生的费用项目和费用数额，而是以零为起点，分析每项预算开支的必要性和支出数额的大小，考虑其经济效益，在此基础上，按照项目的轻重缓急分配预算经费。零基预算法一般按照以下步骤编制：

（1）由单位提出总目标，然后各有关部门根据单位总目标和责任目标，对每一项具体业务说明其性质、目的、作用及所需的开支数。

（2）成立由单位领导和各有关人员参加的预算审查机构，按照成本效益原则审核各项业务开支的必要性。然后用对比的方法，权衡各项工作的轻重缓急，并根据资金的多少分成等级，排列顺序。

（3）在严格审查的基础上，根据单位预算期可获得的收入和筹资能力，按照重要性原则，根据项目轻重缓急分配预算经费。

零基预算法作为一种新的预算编制方法越来越受到人们的重视，并被认为是管理简洁费用的有效办法，尤其是在这种非营利性单位和服务性单位，零基预算法的应用甚为广泛。

4.增量预算法

增量预算法是与零基预算法相对的概念，是指以基期成本费用水平为基础，根据业务量的增减变化，相应增加或减少有关项目预算数额的预算编制方法。通常的做法是在过去的业绩基础上乘以一定的调整系数，得出未来期间的结果。这种预算编制方法比较简单，但是这种预算是以过去存在为合理的现象，会将不合理的现象永远递延下去。

5.滚动预算法

滚动预算法称为连续预算法或永续预算法，是指在编制预算时，将预算期与会计年度脱离开，随着预算的执行不断延伸补充预算，逐期向后滚动，使预算期永远保持为 12 个月的一种方法，其实质是动态地不断连续更新调整的弹性预算。

滚动预算具有以下三个优点：

（1）连续性、完整性和稳定性突出。由于滚动预算不断地向前滚动，保持了预算的完整性和连续性，从动态中把握单位未来的发展方向。

（2）透明度高。由于编制预算不再是预算年度开始之前几个月的事，而是实现了与日常经营管理的紧密衔接，能够使各级管理人员始终对未来一定时期的生产经营活动作周详的考虑和全盘规划，保证各项工作的开展，使预算具有较高的透明度。

（3）及时性强。根据实际情况作不断的修正，使预算与实际情况相适应，可以充分发挥预算的指导作用和控制作用。

6.概率预算法

概率预算法是指对具有不确定性的预算项目，估计其发生各种情况的概率，根据可能出现的最大值和最小值计算其期望值，从而编制的预算，一般适用于难以准确预测变动趋势的预算项目。编制的步骤如下：

（1）确定每种情况所对应的概率以及每种情况的预期期望值。概率的确定可以根据有经验的主管人员的经验估计，也可以根据以往的历史数据推算。

（2）将各种情况下的概率与预期期望值相乘，然后再加以汇总，就是最终的预算目标。

7.其他方法

（1）定额计算法，适用于按照定员或其他基本数字计算的项目，如人员经费等。

（2）比例计算法，适用于按比例开支的经费预算，如养老保险金、失业保险金、住房公积金、职工福利、工会经费、科研费、折旧费等。

（3）标准计算法，适用于国家有明确规定的项目。

（4）估计计算法，适用于无法核定定额的项目。

以上单位预算编制的方法，在单位实行预算管理的过程中，可以综合运用。同一预算项目可以利用多种预算编制方法，同一种预算方法也可以应用于不同的预算项目。

第二节　全面预算编制

一、收入预算的编制

收入预算是预算编制的起点。收入预算以预测为基础，主要是通过对各种服务项目历史数据的分析，结合预算期内单位投入、新业务开展、技术引进、价格调整、市场变化等方面的情况而编制。

单位收入预算应根据收入类型予以编制。单位收入包括财政补助收入、医疗收入、科教项目收入和其他收入。

（一）医疗收入预算的编制

1.编制内容

医疗收入是单位开展医疗服务活动取得的收入。包括门诊收入和住院收入。门诊收入是指为门诊患者提供医疗服务所取得的收入，包括挂号收入、诊察收入、检查收入、化验收入、治疗收入、手术收入、卫生材料收入、药品收入、药事服务费收入、其他收入等。住院收入是指为住院患者提供医疗服务所取得的收入，包括床位收入、检查收入、化验收入、治疗收入、手术收入、护理收入、卫生材料收入、药品收入、药事服务费收入、其他住院收入等。

2.编制主体

医疗收入预算的编制主体为临床服务类科室。

3.编制方法

医疗收入预算的编制要认真考虑当年可能新开展的医疗服务项目、新增加或减少的门诊和病房工作量，计划全年门诊人次和住院人数及诊次，按照每门诊人次和每出院人次平均收费水平计算。计算公式：

门诊收入预算数=计划人均门诊费用×计划门诊人次

门诊收入预算中的挂号收入、化验收入、治疗收入等，都可以比照上述公式计算。

住院收入预算数=每出院人次收费水平×预计出院人次=计划平均床日费标准×计划病床使用日

住院收入预算中的床位收入、化验收入、治疗收入等，也可以参照上述公式计算。

人均门诊费用和平均床日费用参考上年收费水平确定预算基数，根据物价上涨指数和近3年增长幅度作为上涨幅度的参考指标。

门诊人次和病床使用日是根据单位历史数据，合理确定增长的原则来确定的单位服务量。主要从三方面考虑：一是看过去连续三年的平均增长幅度，特别是上一年的增长幅度；二是结合医疗环境、医疗市场的变化及医疗改革的未来发展趋势进行的分析；三是看单位的最大接待患者能力和最大服务能力。

门诊住院收入中的挂号收入、化验收入、治疗收入等参照上述方法计算的同时，结合上级要求，合理确定各项收入占门诊住院收入的比率，最后再确定门诊收入和住院收入占医疗收入的比率。

4.预算表格的设计

各临床科室医疗收入的预算，先由财务部门根据单位事业发展计划分解的各科室预算年度责任目标任务和该部门近三年各项收入实际执行及增长情况，再结合上级要求的优化收入结构比，确定各临床科室医疗收入预算草案（见表5-1）。

表 5-1 临床科室（**科）医疗收入预算草案分析表

单位：元

项目	前三年收入实现数据及增长率					前三年收入结构比及增长率					本年度预测收入		
	20×1	20×2	20×3	20×2增长率	20×3增长率	20×1	20×2	20×3	20×2增长率	20×3增长率	预计增长率	预计结构比	预算收入
门诊收入													
其中：挂号收入													
诊察收入													
检查收入													
化验收入													
治疗收入													
手术收入													
卫生材料收入													
药品收入													
药事服务费收入													
其他收入													
住院收入													
其中：床位收入													
诊察收入													
检查收入													
化验收入													
治疗收入													
手术收入													
护理收入													
卫生材料收入													
药品收入													
药事服务费收入													
其他收入													
合计													

各临床科室根据本部门近三年患者服务量及年增减情况和本部门新业务新技术增长情况，测算本部门服务量（见表 5-2），核对财务部门的预算收入草案。

表 5-2　临床科室（××科）服务量分析及预测表

项目	前三年指标实现数据及增长率					本年度预测数值	
	20×1	20×2	20×3	20×2 增长率	20×3 增长率	预计增长率	预计指标值
门诊人次							
每门诊人次收费水平							
出院人次							
每出院人次收费水平							

经审批后的本部门医疗收入预算表（见表 5-3），全院临床科室医疗收入预算总表（见表 5-4）。

表 5-3　临床科室（××科）医疗收入预算表

项目	金额
预计门诊人次	
预计每门诊人次收费水平（单位：元）	
预计门诊收入（单位：元）	
预计出院人次	
预计每出院人次收费水平（单位：元）	
预计住院收入（单位：元）	
预计医疗收入（单位：元）	

表 5-4　临床科室医疗收入预算总表

部门名称	预计门诊人次	预计每门诊人次收费	预计门诊收入	预计出院人次	预计每出院人次收费	预计住院收入	预计医疗收入
普通外科							
神经外科							
心脏外科							

部门名称	预计门诊人次	预计每门诊人次收费	预计门诊收入	预计出院人次	预计每出院人次收费	预计住院收入	预计医疗收入
胸外科							
肾移植科							
肝胆外科							
泌尿外科							
肾脏内科							
消化内科							
心脏内科							
眼科							
骨科							
检验科							
影像科							
B超室							
…							
合计							

（二）财政补助收入预算的编制

1.编制内容

财政补助收入是单位按部门预算隶属关系，从同级财政部门取得的各类财政补助收入，包括基本支出补助收入和项目支出补助收入。基本支出补助收入包括正常经费、离退休经费等经常性补助收入。项目支出补助收入包括基本建设、设备购置、重点学科发展、承担政府制定的公共卫生任务等的专项补助收入。

2.编制主体

财务部门编制基本补助，财务部门协助申报科室编制项目补助。

3.编制办法

编制财政补助收入时，要充分考虑财政补助政策的变化情况、上级主管部门分配补助款额的计划指标或以前年度取得财政补助的数额，对计划年度进行综合分析后合理　预计。

4.预算表格设计

财政补助收入中的项目补助申报书（见表5-5）。

表 5-5　20××年×××预算项目申报书

申报单位：×××单位

项目名称	
申请金额	（万元）
申报说明	1.项目申请理由：
	2.项目预期目标
	3.计划完成时间

（三）科教项目收入预算的编制

1.编制内容

科教项目收入，一般指由单位取得的除财政补助收入外专门用于科研、教学的补助收入，协作单位转入的项目投入资金和单位配套解决的资金组成。

2.编制主体

财务部门协同项目申请科室编制。

3.编制办法

科教项目收入预算的编制要充分考虑单位科研项目的申报和上级主管部门可能的批复情况，按照科研课题申报的具体项目，对计划年度进行分析编列。

4.预算表格设计

各科室科研项目预算表（见表5-6）

表 5-6　科研项目预算表

编制单位：×××单位

项目名称				
项目内容				
项目来源				
项目经费来源	项目拨款		单位配套经费	
	名称		金额	支出时间
	调研费			
	机器设备费用			
	人员工资			
	调试费用			

项目经费来源	项目拨款		单位配套经费	
	场地租赁费用			
	办公费用			
	管理费用			
	其他			
	合计			

表 5-7　单位科教收入预算总表

编制单位：×××单位（科教部门）

类别	项目名称	经费来源				责任科室
教学	1.某项目	上级补助	协作单位投入	单位自筹	合计	
	...					
	合计					
科研	2.某项目					
	...					
	合计					

（四）其他收入预算的编制

1.编制内容

其他收入是指主流业务以外的其他项目支出。包括培训收入、食堂收入、利息收入、复印收入、投资收益、财产物资盘盈收入及捐赠收入等。

2.编制主体

由财务部门协同归口管理部门编制。

3.编制办法

其他收入可根据以前年度此项收入的完成情况、本年度可能发生的服务项目分别计算后填列。一般计算方法如下：

培训收入=计划进修培训人次×进修费或培训费收费标准

租金收入（场地及房屋出租费）=基期场地房屋等资源量×（1+计划期资源量的变动幅度）×费用收取标准

食堂收入=基期伙食收入×（1+计划期预计的变动幅度）

利息收入=（基期的银行存款平均余额+预计的现金流量）×现行存款种类的存款利率

投资收益、财产物资盘盈收入、捐赠收入和确实无法支付的应付款项等根据相应的情况进行估计。

4.预算表格设计

其他收入分项预算表（见表5-8）

表5-8　20××年其他收入分项预算表

项目	预算金额	责任科室
培训费收入		科教科
食堂收入		总务科
房租收入		总务科
对外投资收益		财务科
废品收入		总务科
复印收入		病案室
对外服务收入		总务科
药品盘盈		药剂科
卫生材料盘盈		设备科
总务材料盘盈		总务科
专业设备盘盈		设备科
其他资产盘盈		总务科
捐助款		爱心办
无法支付的应付款项		财务科
…		
合计		

二、支出预算的编制

单位的支出预算包括医疗成本（包含医疗支出和管理支出）、财政项目补助支出、科教项目支出和其他支出。单位支出预算的编制应本着既要保证医疗业务正常运行，又要合理、节约的精神，以计划年度事业发展计划、工作任务、人员编制、开支定额和标准、物价因素等为基本依据。

（一）医疗成本预算的编制

1.编制内容

医疗成本按功能分为医疗业务成本和管理费用。医疗业务成本是指单位开展医疗服务及其辅助活动发生的费用，包括人员经费、耗用的卫生材料费和药品费、固定资产折旧费、无形资产摊销费、提取医疗风险基金和其他费用；管理费用是指单位行政后勤管理部门为组织、管理医疗、科研、教学业务活动所发生的各项费用，包括单位行政及后勤管理部门人员经费、公用经费、资产折旧（摊销）费等，以及单位统一负担的离退休人员经费、坏账损失、银行借款利息支出、银行手续费、汇兑损益、聘请中介机构费等。

2.编制主体

全员各科室。

3.编制办法

医疗成本可以按科室成本核算的结果为基础编制。按预算管理级次的要求分为非归口支出和归口支出。非归口支出是指由临床服务科室、医疗技术科室、医疗辅助科室和行政管理科室等基层预算科室自行编制的支出预算。归口支出预算一般由基层预算科室提出申报，上报到相应的归口管理部门审批汇总。

医疗成本中每项费用的具体编制办法如下：

人员经费支出部分，可根据各科室预算年度平均职工人数，上年末平均工资水平，国家有关调整工资及工资性补贴的政策规定、标准，各项社会保险费、住房公积金的提取标准、提取额度，计划开支的按规定属于职工福利费范围的增支等因素，离退休人员数和国家规定的离退休经费开支标准等计算编列。

药品和卫生材料费用支出，可根据上年度单位医疗业务收入中药占比和卫生材料占比及其相应加成率，分析近几年中药占比和卫生材料占比的增减变化情况，结合国家相关政策要求等因素测算编列。

固定资产折旧和无形资产摊销费用支出，可根据当年末固定资产总额与预算年度增减的固定资产，采用相应的折旧方法计算编列。

医疗风险基金的提取，可根据预算年度的医疗收入预算数乘以相应的提取比例计算编列。

其他费用可在上年实际开支的基础上，根据预算年度业务工作量计划合理计算编制（各项目编制依据见表5-9）。

表 5-9 单位其他费用预算编制明细表

支出项目	编制依据
办公费	根据人均定额水平与在职职工人数；随业务量变化的按预测业务量与增减变动幅度
印刷费	根据预算年度每床日耗用印刷费和预算年度占用床日测算
手续费	根据具体项目分别预测计算
水费	根据预算年度使用量和国家规定单位水费标准测算
电费	根据预算年度使用量和国家规定单位电费标准测算
取暖费	根据预算年度使用量和国家规定单位暖气费标准测算
邮电费	电话费根据部门内外线电话数量与单部定额控制标准执行；邮寄费根据人均定额水平和预算年度病人量测算
物业管理费	根据上级要求控制标准和合同约定，逐项分析测算
差旅费	根据预算年度职工出差人次、天数以及规定标准测算

支出项目	编制依据
维修费	日常零星维修根据单位资产的新旧程度和近几年的实际发生数，合理确定增减幅度；大型专项设备逐项测算维保费
租赁费	根据不同项目，逐项测算
会议费	根据会议规模、参加人数、会议天数以及规定标准测算
培训费	根据预算年度职工培训人次、天数以及规定标准测算
接待费	根据上级规定的标准和控制比例测算
其他材料费	根据预算年度预测患者服务量和人均消耗水平测算
低值易耗品	按零基预算法，逐项测算
工会经费	根据规定工资总额和提取比例测算
福利费	根据规定基数和标准测算
公务用车运行维护费	根据车辆运行中的各项费用种类（如车辆保险费、维修费、过路过桥费等），逐辆测算汇总
自筹科研经费	根据预算年度医疗收入和规定的提取比例测算
医疗事故赔偿费（减免）	根据预算年度医疗收入和规定的提取比例测算
洗涤费	根据人均定额水平与在职职工人数和预算年度每床日消耗水平与预算年度占用床日测算
银行借款利息费	根据项目预测借款金额、期限、利率测算
聘请中介费	按项目标准逐各测算
其他	按项目逐各测算

4.预算表格设计

全院各科室在编制医疗成本预算时，根据科室预算年度事业发展计划，参考财务部门提供的近三年来科室各项费用增减变动幅度和医疗成本中各项费用的占比情况，按归口和非归口编制预算申报表。

各科室应预测其非归口支出的发生情况并填写非归口支出预算申报表（见表5-10）和专用材料预算表（见表5-11），报预算管理办公室。

表 5-10　非归口支出预算申报表

科室名称：

序号	支出名称	金额	申报理由

科室负责人：

填报日期：

备注：非归口支出包括咨询费、水电费、邮电费、取暖费、物业管理费、培训费、公务接待费、劳务费等。

表 5-11　专用材料申报表

科室名称：

序号	材料名称	型号	单价	数量	申请预算金额

科室负责人：

填报日期：

备注：专用材料包括胶片、试剂、血液、耗材、办公用品、工具、其他等。

科室预测的各项归口支出中：人员经费向人事部门申报本科室增员申报表（见表5-12）和科室减员申报表（见表5-13）；设备维修、租用支出向相应的费用归口科室申报其设备维修预算申报表（见表5-14）、设备维保预算申报表（见表5-15）、设备租用预算申报表（见表5-16）；重点支出向院办申报其出国预算申报表（见表5-17）、差旅费预算申报表（见表5-18）、大型活动预算申报表（见表5-19）、重大行政办公费预算申报表（见表5-20）。

表 5-12　科室增员申报表

拟增人员	医生			护士			其他		
学历	研究生及以上	本科	专科及以下	研究生及以上	本科	专科及以下	研究生及以上	本科	专科及以下
人数									
总数									

科室负责人：

填报日期：

表 5-13　科室减员申报表

拟减人员姓名	原因
拟减人员总数	

科室负责人：

填报日期：

表 5-14　设备维修预算申报表

科室名称：

序号	拟维修设备名称	型号	资产编码	已使用年限	维修原因	申请预算金额

科室负责人：

填报日期：

表 5-15   设备维保预算申报表

科室名称：

序号	设备名称	型号	资产编码	资产原值	已使用年限	申请预算金额

科室负责人：

填报日期：

表 5-16   设备租用预算申报表

科室名称：

序号	拟租用设备名称	型号	租用原因	申请预算金额

科室负责人：

填报日期：

表 5-17   出国预算申报表

科室名称：

序号	出国原因	出国人数	出国天数	申请预算金额

科室负责人：

填报日期：

表 5-18 差旅费预算申报表

科室名称:

序号	出差原因	出差人数	出差天数	申请预算金额

科室负责人:

填报日期:

表 5-19 大型活动预算申报表

科室名称:

序号	活动名称	活动形式	原因说明	费用项目类别	申请预算金额

科室负责人:

填报日期:

表 5-20 重大行政办公费预算申报表

科室名称:

序号	事项名称	活动形式	原因说明	费用项目类别	申请预算金额

科室负责人:

填报日期:

（二）财政补助支出预算的编制

财政补助支出预算按照具体项目预算实事求是地编制。公立单位的基本建设和设备购置等发展建设支出，经发改委等有关部门批准和专家论证后，建立政府专项补助资金项目库，由政府根据轻重缓急和承受能力逐年安排资金。

（三）科教项目支出的编制

科教项目支出预算按照科研课题申报的具体项目编制。

（四）其他支出预算编制

可参照上年度实际开支情况，考虑预算年度内可能发生的相关因素测算编制。

三、单位资本预算的编制

1.编制内容

资本性支出是用于购买使用年限在一年以上的耐用品所需的支出。主要包括固定资产预算、信息类项目预算和工程类项目预算。各科室填写固定资产预算申报表、信息类预算申报表和工程类预算申报表上报归口部门，归口部门预审后提交预算管理委员会。

2.编制主体

资本性预算由基层科室、归口部门编制。

3.编制方法

资本性投资的特点是投入资金量大、建设周期长、回报不确定性大，因而在资本性投资方面应做好充分的论证和可行性分析，然后根据单位财力和工作需要选择性购置。由于不同类型的资产和项目由不同的归口管理部门负责，故各基层预算科室分别填写购置申报表，报送给相应的归口管理部门。

此外，购置不同类型的设备对单位未来的影响也不尽相同。办公设备和信息设备的购置对未来的影响一般只涉及折旧的增加，而不涉及收入和费用的增加；而医疗专用设备的购置对未来的影响不仅涉及折旧的增加，而且还涉及收入和费用的增加，如因购置此设备需要配备的人员的支出及该设备正常运转所需要的材料费等。同时，医疗专用设备也会直接影响使用科室业务量的增加及收入的增加，故医疗专用设备的购置申报表应从内容上与其他两类设备的购置申报表有所区别，并按照先急后缓的原则编制预算。

4.预算表格的设计

预算表格的设计，见表 5-21、表 5-22、表 5-23.

表 5-21　某单位某年固定资产购置预算申报表

编制科室：

序号	设备类别	规格型号	单价	数量	金额	购置类型	申购理由	同类设备在用情况	预计使用月份	资金来源
1										
2										
…										
合计										

预算员签字：　　　　科主任签字：　　　　主管院领导签字：　　　　填报日期：

表 5-22　某单位某年工程项目预算申报表

编制科室：

序号	工程名称	工程描述	计划开工时间	计划完工时间	总金额	申请理由	资金来源
1							
2							
…							
合计							

预算员签字：　　　　科主任签字：　　　　主管院领导签字：　　　　填表日期：

表 5-23 某单位某年房屋修缮及运行保障费用预算表

编制科室：

一、房屋修缮			
序号	项目名称	经费预算	备注

二、运行保障、改造费用计划			
序号	项目名称	经费预算	备注
	运行维保项目		
	消防保安项目		
	电力增容项目		
	管道维保项目		
	锅炉房项目		
	其他项目		

三、服务类			
序号	项目名称	经费预算	备注

预算员签字：　　　　科主任签字：　　　　主管院领导签字：　　　　填表日期：

四、财务预算的编制

单位的全面预算应当按照先业务预算、资本预算后财务预算的流程进行编制，业务预算与资本预算等是财务预算的数据支撑，财务预算是根据它们进行分析、汇总编制的；财务预算的编制类同于单位财务报表的编制，主要包括：单位运营预算、单位资本性支出预算、现金预算、资产负债预算以及部门预算。

（一）单位运营预算

1.收入费用预算总表（见表 5-24）

表 5-24 某年收入费用预算总表

编制单位：　　　　　　　　　　　　　　　　　　　　　　　　　　　　单位：元

项目	上年决算数	某年预算数	某年预计增长额	某年预计增长率
一、医疗收入				
加：财政基本补助收入				
减：医疗业务成本				
减：管理费用				
二、医疗结余				
加：其他收入				
减：其他支出				
三、本期结余				
减：财政基本补助结转				
四、结转入结余分配				
加：年初未弥补亏损				
加：事业基金弥补亏损				
减：提取职工福利基金				

项目	上年决算数	某年预算数	某年预计增长额	某年预计增长率
转入事业基金				
年末未弥补亏损				
五、本期财政项目补助结转(余)				
加：财政项目补助收入				
减：财政项目补助支出				
六、本期科教项目结转（余）				
加：科教项目收入				
减：科教项目支出				

2.医疗收入费用明细表（见表 5-25）

表 5-25　某年医疗收入费用预算总表

编制单位：　　　　　　　　　　　　　　　　　　　　　　　　　　　　　单位：元

项目	上年决算数	某年预算数	某年预计增长额	某年预计增长率
一医疗收入				
（一）门诊收入				
1.挂号收入				
2.诊察收入				
3.检查收入				
4.化验收入				
5.治疗收入				
6.手术收入				
7.卫生材料收入				
8.药品收入				
其中：西药收入				
中草药收入				
中成药收入				

项目	上年决算数	某年预算数	某年预计增长额	某年预计增长率
9.药事服务费收入				
10.其他门诊收入				
（二） 住院收入				
1.床位收入				
2.诊察收入				
3.检查收入				
4.化验收入				
5.治疗收入				
6.手术收入				
7.护理收入				
8.卫生材料收入				
9.药品收入				
其中：西药收入				
中草药收入				
中成药收入				
10.药事服务费收入				
11.其他门诊收入				
二 医疗成本				
（一） 按性质分类				
1.人员经费				
2.卫生材料费				
3.药品费				
4.固定资产折旧费				
5.无形资产摊销费				
6.提取医疗风险基金				
7.其他费用				
（二） 按功能分类				

项目	上年决算数	某年预算数	某年预计增长额	某年预计增长率
1.医疗业务成本				
其中：临床服务成本				
医疗技术成本				
医疗辅助成本				
2.管理费用				

3.单位资本性支出预算表（见表5-26）

表 5-26　资本性支出预算总表

编制单位：　　　　　　　　　　　　　　　　　　　　　　　　　　　单位：元

科室	固定资产预算				无形资产预算		
	固定资产新增	经费来源			无形资产新增	经费来源	
		财政经费	科研经费	自有资金		财政经费	自有资金

（二）单位现金预算的编制

现金预算也称作现金收支预算，是对预算期内单位现金收入、现金支出及现金余缺筹措等现金收付活动的具体安排。这里的现金是指单位的库存现金和银行存款等货币资金。现金预算是单位按照收付实现制原则编制的，它综合反映了企业在预算期内的现金流转情况及其结果。现金预算的内容不仅决定着单位在预算期内的现金流入流出总量，也决定着单位预算期内所需要现金的筹措总额和筹措时间。因此，现金预算是全面预算体系的重要预算。

1.现金预算的编制程序

首先，拟定预算期现金收支总目标和现金政策。例如：单位某年现金政策是：单位取得的医疗收入中大约 30% 为应收医保病人医药费，医保中心在下月支付；3% 为应收在院病人医药费；10% 为预收医疗款，可视为上月预存；单位购入的卫生材料和药品均为当月购入第三月付款；其他支出不拖欠。

其次，各预算部门编制运营预算时必须将涉及现金收支的项目单独列出来，形成各预算部门的现金预算。

再次，财务部门根据各预算部门编制的现金收支预算，汇总编制单位现金预算方案，并根据预算期现金收支总目标、现金政策和预算汇总的现金收支差额，对各预算单位编制的预算提出调整方案。

2.现金预算的编制类型

现金预算有现金流量预算和现金收支预算两种编制类型。

（1）现金流量预算：现金流量预算是按照现金流量表的主要项目和内容编制的，反映预算期内的经营活动、投资活动、筹资活动所发生的现金收支及其结果的现金预算。通过现金流量预算，可以分析单位现金流出流入的原因，分析单位的偿债能力，预测单位未来生成现金流量的能力。

（2）现金收支预算：现金收支预算是按照预算部门编制的，反映预算期内各部门所发生的现金收支及其结果的现金预算。通过现金预算收支预算，可以落实各部门的现金收支管理责任，分析单位在预算期的现金支付能力和现金管理重点。

（3）两种预算异同：现金流量预算和现金收支预算的现金收支数额完全相同，其差别主要如下：

	编制项目	编制方法	预算内涵
现金流量预算	各类业务活动	按照业务活动、投资活动、筹资活动分类，对各类预算中的现金收支项目和金额进行归类汇总	展示的是单位预算期内现金收支的渠道和结构，通过现金流量的预算可以分析单位的现金收入主要来自哪个领域的活动，现金支出主要流通于哪个领域，从而有利于分析单位现金收支结构的合理性，有利于分析、评价单位经济活动的有效性，提高预测单位未来现金流量的能力
现金收支预算	各个责任部门	按各责任部门分类，对各预算中的现金收支项目和金额进行归类汇总	展示单位预算期内承担现金收支活动的责任部门，通过现金收支预算可以分析单位的现金收入主要来源于哪些部门，现金支出主要由哪些部门支付，从而有利于落实各职能部门在现金收支上的责任，有利于抓住现金收支的重点，也有利于单位对各部门现金收支活动进行监控

3.现金流量表的编制

现金流量预算是单位以不同业务活动所产生的现金流量为对象编制的现金预算，不仅可以系统展示单位预算期来自业务活动、投资活动和筹资活动的现金收入和现金支出分别是多少，而且可以表明各业务活动的现金收支平衡情况。

财务部门编制现金流量预算的具体方法如下：

首先，确定预算期初、期末现金余额。

其次，对各部门编制的业务预算、投资预算和筹资预算中的现金收支项目进行审查，确保各预算提出的现金收支项目及其数额都符合单位的现金政策。

再次，汇总各项预算的现金收支数额，按照现金预算的结构公式计算出预算期需要融通的现金数额，即预算期现金收支差额。如果单位预算期初和期末的现金余额相同，则可以通过如下公式求得预算期需要融通的现金收支差额：

现金收支差额=预算期现金收入 – 预算期现金支出

然后，根据预算期需要融通的现金收支差额制订融资方案：如果现金收支差额为多余，则需要制订将多余现金用于归还借款、进行长期资产投入等现金使用方案；如果现金收支差额不足，则需要制订增加银行借款等现金筹集方案。

最后，按业务活动产生的现金流量、投资活动产生的现金流量和筹资活动产生的现金流量分别汇总填制现金流量预算表（见表5-27）。

表 5-27 现金流量预算表

编制单位：

项目	某年预算数	依据
一、业务活动产生的现金流量		
开展医疗服务活动收到的现金		
财政基本支出补助收到的现金		
财政非资本性项目补助收到的现金		
从事科教项目活动收到的除财政补助以外的现金		
收到的其他与业务活动有关的现金		
现金流入小计		
发生人员经费支付的现金		
购买药品支付的现金		
购买卫生材料支付的现金		
使用财政非资本性项目补助支付的现金		
使用科教项目收入支付的现金		
支付的其他与业务活动有关的现金		
现金流出小计		
业务活动产生的现金流量净额		
二、投资活动产生的现金流量		
收回投资所收到的现金		
取得投资所收到的现金		
处置固定资产、无形资产收回的现金净值		
收到的其他与投资活动有关的现金		
现金流入小计		
构建固定资产、无形资产支付的现金		
对外投资支付的现金		
上缴处置固定资产、无形资产收回现金净额支付的现金		
支付的其他与投资活动有关的现金		
现金流出小计		

项目	某年预算数	依据
投资活动产生的现金流量净额		
三、筹资活动产生的现金流量		
取得财政资本性项目补助收到的现金		
借款收到的现金		
收到的其他与筹资活动有关的现金		
现金流入小计		
偿还借款支付的现金		
偿付利息支付的现金		
支付的其他与筹资活动有关的现金		
现金流出小计		
筹资活动产生的现金流量净额		
四、汇率变动对现金的影响额		
五、现金净增加额		

（三）资产负债预算的编制

资产负债预算表是按照资产负债表的内容和格式编制的综合反映单位预算年初、期末的各种资产、负债及净资产的预算。通过其编制可以了解单位所拥有或控制的经济资源和承担的责任义务，了解单位资产负债净资产各项目的构成比例是否合理，财务状况是否稳定，并以此分析单位的运营能力和偿债能力。通过对资产负债的分析，如果发现财务比率不佳，就可以采取修订完善有关预算的办法，改善单位预算期的财务状况。因此，编制资产负债预算表具有控制和驾驭单位各项预算的重要作用，其编制步骤如下：

1.预计预算期初数据

资产负债预算中的期初数据是根据编制预算时单位资产负债表的实际期末数，加上到年末可能导致单位资产、负债及净资产增加的因素，减去到年末可能导致单位资产、负债及净资产减少的因素，经过分析计算后得出的。如果单位编制的有关预算中已有期初预算数据，也可以直接从有关预算中提取，但计算原则必须一致。

2.分析、计算预算期末数据

资产负债预算中的期末数据是以预算期初数据为基础，加上运营预算、资本预算、现金预算、结余分配预算中导致单位资产、负债及净资产增加的因素，减去运营预算、资本预算、现金预算、结余分配预算中导致单位资产、负债及净资产减少的因素，经过分析和平衡计算后得出的。基本计算公式如下：

资产负债预算的期末数=预算期初数+预算期增加数－预算期减少数

计算中要特别注意剔除在不同预算中的同一项目和数值，避免重复统计和计算。

3.确定资产负债预算草案

资产负债预算的期末数据填列后，应通过计算分析资产负债预算中的有关财务比率，观察论证单位预算期的资产、负债、净资产项目的构成比例是否合理；资产负债率、流动比率、股东权益等财务比率是否处于正常状态。如果测试财务状况良好，就可以结束资产负债预算表的编制；如果测试财务状况不理想，则应通过调整运营预算及其他预算的办法，使单位的财务状况尽量达到理想状态（见表 5-28）。

表 5-28　资产负债预算表

编制单位：

资产	期末预算数	年初数	依据	负债和净资产	期末预算数	年初数	依据
流动资产：				流动负债：			
货币资金				短期借款			
短期投资				应缴款项			
财政应返还额度				应付票据			
应收医疗款				应付账款			
其他应收款				预收医疗款			
减：坏账准备				应付职工薪酬			

资产	期末预算数	年初数	依据	负债和净资产	期末预算数	年初数	依据
预付账款				应付福利费			
存货				应付社会保障费			
待摊费用				应交税金			
一年内到期的长期债权投资				其他应付款			
				预提费用			
流动资产合计				一年内到期的长期负债			
非流动资产:				流动负债合计			
长期投资				非流动负债:			
固定资产				长期借款			
固定资产原价				长期应付款			
减:累计折旧				非流动负债合计			
在建工程				负债合计			
固定资产清理				净资产			
无形资产				事业基金			
无形资产原价				专用基金			
减:累计摊销				待冲基金			
长期待摊费用				财政补助结转(余)			
待处理财产损溢				科教项目结转(余)			
非流动资产合计				本期结余			
				未弥补亏损			
				净资产合计			
资产总计				负债和净资产总计			

(四)部门预算

单位的预算编制分为两个层面,即单位层面和部门层面,前面介绍的是单位层面,部门层面的编制方法与单位层面的预算编制方法相同,具体内容见表5-29、表5-30。

表 5-29　某年部门预算基本信息表

编制单位：

项目	具体内容及数量	
部门人数	医生	人
	护士	人
	医技	人
	临时工	人
	合计	人
电话部数	内线	部
	外线	部
信息点数	互联网	点
	HIS	点
固定资产	资产总值	元
	房屋面积	平方米
平均开放病床数		床

表 5-30　某年部门预算表

编制单位：

项目	预算数	编制说明
医疗收入		
门诊收入		
挂号收入		
诊察收入		
检查收入		
化验收入		
治疗收入		
手术收入		
卫生材料收入		
药事服务费收入		

项目	预算数	编制说明
其他门诊收入		
住院收入		
床位收入		
诊察收入		
检查收入		
化验收入		
治疗收入		
手术收入		
护理收入		
卫生材料收入		
药事服务费收入		
其他住院收入		
科研收入		
其他收入		
费用成本		
人员经费		
职工工资		
奖金		
其他工资福利支出		
临时工工资		
加班费		
其他		
日常经费		
办公费		
办公用品		
电脑耗材		
报纸杂志		
印刷费		

项目	预算数	编制说明
邮电费		
电话费		
上网费		
邮寄费		
交通费		
差旅费		
招待费		
维修费		
设备维修费		
其他维修费		
材料费		
卫生材料费		
低值易耗品		
其他材料		
药品		
洗涤费		
摊销费用		
水电费		
燃气费		
取暖费		
折旧费		
无形资产摊销费		
计提费用		
计提福利费		
计提工会经费		
计提培训费		
计提医疗风险金		
项目经费		
科室业务项目		
单位业务项目		

第六章　全面预算的审批

第一节　全面预算审批的作用

一、预算审核与审批职责描述

（一）单位的预算审核职责

单位预算编制部门应对单位内部各预算执行部门上报的预算方案进行审查汇总，提出综合平衡建议。在审查、平衡过程中，预算编制部门应当进行充分协调，对发现的问题提出初步调整的意见，并反馈给有关预算执行部门予以修正，最终形成上报主管部门（或举办单位）的预算计划。即单位内部对年度预算的初步审核。

（二）主管部门（或举办单位）和财政部门的预算审批职责

1.主管部门（或举办单位）

承担核定收支预算的职能，即对于单位预算的合法性、真实性、完整性、科学性、稳妥性进行审核、汇总并综合平衡。

合法性是指单位编制的预算要符合《预算法》和国家其他法律、法规，充分体现国家有关方针、政策，并在法律赋予的职能范围内编制。单位的收入、支出预算要合法合规，遵守各项财务规章制度。对收支增减的预测要符合国家宏观经济政策，符合医疗行业发展趋势。

真实性是指单位编制的各项预算数字指标应认真测算，力求各项收支数据真实准确。机构、人员有真实可靠的依据，并要保证真实可靠。各项收支要符合部门的实际情况，测算时要有真实可靠的依据，不能凭主观印象或人为提高开支标准编制预算。

完善性是指单位预算编制要体现综合预算的思想。要将所有收入和支出全部纳入预算编制中，对各项收入、支出预算的编制做到不重不漏，不得在单位预算之外保留其他收支项目。

科学性是指单位预算目标的设置要有科学的方向；预算编制程序要科学合理，安排好预算编制每个阶段的时间，既保证质量，又注重效率；预算编制的方法要科学，测算的过程要有理有据。

稳妥性是指单位预算的编制要做到稳妥可靠，量入为出，收支平衡，不得编制赤字预算。预算要先保证基本工资、离退休费和日常办公经费等基本支出，项目预算的编制要量力而行。

2.财政部门

根据宏观经济政策和预算管理有关要求，结合是否符合法律法规的要求、是否符合单位的职能定位、是否符合区域卫生规划、医疗卫生机构规划以及医疗卫生机构发展计划等方面，对主管部门（或举办单位）申报的单位预算按照规定程序进行审核批复。

二、预算审核与审批环节的意义

新单位财务制度规定了单位在预算审核以及主管部门（或举办单位）和财政部门在预算审批方面的职责。由此可见，预算审核及审批是否执行到位，在单位的全面预算管理中发挥着举足轻重的作用，具体表现为以下几个方面：

（一）维护并保证预算的严肃性

主管部门（或举办单位）和财政部门对预算的合法性进行审核，要求预算的编制要符合《预算法》和国家其他法律、法规，充分体现国家有关方针、政策，并在法律赋予部门的职能范围内编制。具体来讲：一是收入要合法合规。组织资金收入要符合国家法律、法规的规定；行政事业性收费要按财政部、国家发改委和价格管理部门核定的收费项目和标准测算等。二是各项支出要符合财政宏观调控的目标，要遵守现行的各项财务规章制度。支出预算要结合本部门的事业发展计划、职责和任务测算；对预算年度收支增减因素的预测要充分体现与国民经济和社会发展计划的一致性，要与经济增长速度相匹配；项目和投资支出方向要符合国家产业政策；支出的安排要体现厉行节约、反对浪费、勤俭办事的方针；人员经费支出要严格执行国家工资和社会保障的有关政策、规定及开支标准；日常公用经费支出要按国家、部门或单位规定的支出标准测算；部门预算需求不得超出法律赋予部门的职能。

对预算真实性的审核，要求部门预算收支的预测必须以国家社会经济发展计划和履行部门职能的需要为依据，对每一收支项目的数字指标应认真测算，力求各项收支数据真实准确。机构、编制、人员、资产等基础数据资料要按实际情况填报；各项收入预算要结合近几年实际取得的收入并考虑增收减收因素测算，不能随意夸大或隐瞒收入；支出要按规定的标准，结合近几年实际支出情况测算，不得随意虚增或虚列支出；各项收支要符合部门的实际情况，测算时要有真实可靠的依据，不能凭主观印象或人为提高开支标准编制预算。

（二）主管部门（或举办单位）可通过审核综合考量单位预算申报质量

通过预算审批环节，主管部门（或举办单位）在审核单位预算编制完整性时，包括的方面有是否将依法取得的包括所有财政性资金在内的各项收入以及相应的支出作为一个有机整体进行管理，对各项收入、支出预算的编制是否做到不重不漏，以及未在部门预算之外保留其他收支项目。同时可审核部门预算编制是否具有科学性，具体主要体现为：①预算收入的预测和安排预算支出的方向要科学，要与国民经济社会发展状况相适应，要有利于促进国民经济协调健康、可持续发展；②预算编制的程序设置要科学，合理安排预算编制每个阶段的时间，既以充裕的时间保证预算编制的质量，又要注重提高预算编制的效率；③预算编制的方法要科学，预算的编制要制订科学规范的方法，测算的过程要有理有据；④预算的核定要科学，基本支出预算定额要依照科学的方法制订，项目支出预算编制中要对项目进行遴选，分轻重缓急排序，科学合理地选择项目，从而对单位申报预算进行综合考量。

（三）保持预算总量平衡，保证预算的准确性

主管部门（或举办单位）和财政部门对预算的稳妥性进行审核，要求部门预算的编制做到稳妥可靠，量入为出，收支平衡，不得编制赤字预算。收入预算要留有余地，没有把握的收入项目和数额，不要列入预算，以免收入不能实现时，造成收小于支；预算要先保证基本工资、离退休费和日常办公经费等基本支出，以免预算执行过程中不断调整预算。项目预算的编制要量力而行，量入为出，由此可保证预算总量平衡，保证预算的准确性。

第二节　全面预算的审批过程

一、主管部门（或举办单位）预算审核及批复

（一）预算审核

1.一级主管部门项目审核主要内容

预算申报是否符合主管部门的工作重点、单位工作任务和发展规划。预算申报理由是

否充分、申报程序是否规范、项目申报类别和类型是否准确、是否按要求规范细化填报，申报预算是否合理，所附相关材料依据是否齐全、规范，绩效考评项目是否按照有关要求填报。一级主管部门要对预算单位申报项目的真实性、合理性、规范性负责。

组织预算单位对申报的项目进行充分论证，根据部门工作重点、事业发展规划和部门结余资金情况，合理确定各项目的预算数，调整排序方案。

在预算审核过程中，如发现申报的预算项目不符合项目管理要求，可进行预算项目调整或将预算项目退回预算单位，但要注明项目退回原因及修改建议，同时负责指导、督促单位重新规范填报项目。在财政部门规定的时间内，将有关资料、数据上报财政部门审核。

2.财政部门预算项目审核主要内容

预算项目申报是否符合当地政府工作重点、部门工作任务和单位发展规划。

预算项目申报理由是否充分、申报程序是否规范、项目申报类别是否准确、是否按要求规范细化填报，申报预算是否合理，所附相关材料依据是否齐全、规范，绩效考评项目是否按照有关要求填报，涉及政府采购的项目是否按照政府采购有关要求填报。

在财政部门项目审核环节中，如发现预算单位申报的项目不符合项目管理要求，可进行项目调整或将项目退回上一级环节，但要注明项目退回原因及修改建议，同时负责指导、督促预算单位重新规范填报项目。

（二）预算批复

项目支出预算一经批复，项目主管部门和项目单位不得自行调整。预算执行过程中，如发生项目变更、终止、调整预算的，必须按照规定的程序报批。

财政部门对经营性专项业务费项目，要明确项目的支出范围，并会同项目主管部门根据项目的具体情况，制订专门的管理办法。

项目预算批复后，如上级批复的项目预算数与原申报数不一致，项目实施方案应在批复的申报文本基础上进行合理调整。

在项目预算申报过程中，项目主管部门可以对所属单位内容相同的项目打捆申接。

预算数下达和批复时按照谁打捆、谁拆分并负监管责任的原则逐级分解，分解过程中应以预先申报预算为依据，不得重新调整。

延续项目列入部门预算后，项目的名称、编码、项目的使用方向在以后年度申报预算时不得变动，项目预算按照立项时核定的预算逐年安排，项目到期后自行终止。

（三）单位预算批复表

主管单位审批后对单位下达预算批复表，格式见表6-1。

表6-1　20×2年单位预算批复总表

单位：万元

收入		支出	
项目	预算控制数	项目	预算控制数
一、财政拨款（补助）		一、基本支出	
经费拨款（补助）		其中：1. 人员经费	
其中：1. 在职人员工资		2. 公用经费	
2. 年度考核奖		二、项目支出	
3. 住房公积金		三、其他支出	
4. 医疗保险金			
5. 离退休经费			
6. 津贴补贴			
7. 商品和服务支出			
8. 专项预算			
纳入预算管理的非税收入安排的拨款			
二、专户核拨的预算外资金			
三、批准留用的预算外资金			
四、事业收入			

收入		支出	
项目	预算控制数	项目	预算控制数
五、事业单位经营收入			
六、附属单位上缴收入			
七、事业单位国有资产出租收入			
八、其他收入			
本年收入合计		本年支出合计	
九、上年结转		结转下年	
上年财政拨款结转			
其他结转			
收入总计		支出总计	

二、单位内部审核及批复

（一）审批机构及成员职责

单位内部的审批机构设有：预算管理委员会、预算管理办公室、各归口管理部门（包括日常业务及工程项目审议委员会、固定资产采购论证委员会、信息设备论证委员会等）。

审批机构各自承担着不同阶段的审核职责：

1.预算管理委员会

审查各预算责任中心（科室）编制的预算草案及整体预算方案，并就不合理的预算方案提出改进方法及对策。预算管理委员会是预算方案的综合审定机构，是单位内部全面预算管理的最高权力机构，其审定后的预算将成为各责任中心的最终执行指标。

2.预算管理办公室

在预算草案提交预算管理委员会之前对各科室、各部门提供的预算草案进行必要的初步审查、校对、整理与综合平衡，并审查各预算责任中心申报预算必要资料的完整性。

3.归口管理部门

人事部门、总务部门、采购中心、基建办公室、财务部门、院长办公室等归口管理部门各自承担着不同的审核职责。

人事部门：结合各科室各部门的实际情况，审核人员增减或调动需求的合理性。总务部门：结合单位现有运营成本，审核科室上报的水费、电费、日常办公费用、公务用车等业务预算的合理性。

采购中心：结合现有设备使用状况，新增设备安装条件、设备总量等情况，综合审议各科室各部门预算固定资产购置的合理性。

基建办公室：根据科室提出的申请，结合现场勘察，对各科室各部门上报的工程类预算进行审议。

财务部门：审查科室上报预算方案中各项预算指标的合理性，并提出改进意见。

院长办公室：根据科室提出的申请，结合单位年度安排，对各科室上报的出国费、差旅费、会议费等进行预审。

（二）单位内部审批流程

1.各归口预算部门及预算管理办公室初审

包括以下环节：

（1）数据验证。①数学计量是否正确；②逐个审核各层级各部门计划（报告），以确认其收入预测数正确地纳入所有运营预算之中。

（2）分析以前预测的可靠性。应该比较过去几年的预测数、当年预测数以及下一计划年度的计划业绩。详细评估当年预算差异的原因，并与下一预算年度进行比较，以查明各种修正行动已包括在计划中，从而避免下一年度的重大差异。

（3）分析各层级各部门预算假设与目标。要从以下方面对各层级各部门的预算计划中所提供的前提假设与目标进行有效性测试：①与财务目标相关性；②与总体经济环境及下一年度可能的经济变化预测的联系；③影响各层级各部门利率、资本成本等特殊经济因素的效应；④技术变革；⑤卫生材料、药品等成本及其可获得性；⑥预算提案包含的其他假设，如业务量目标。

2.召开各层级各部门的初审会议

对各层级各部门提交的预算进行初审后，预算管理办公室应分别召集各层级各部门全体职工参加一系列审核会议，并对职工们所提的问题展开讨论和提出解决议案。会议的最终结果应产生一份修正预算，该预算案不应存在明显错误与遗漏。此后，预算管理人员还应再以小范围会议方式，与各层级各部门负责人讨论，确认并尽力解决那些在职工审核会议上提出的问题，并要求参加会议的部门负责人对其所在部门职工审核会上所提出的预算修正案负全责。在一系列沟通及审议会议中，院级预算管理人员要警觉并制止各层级部门提交的预算中的缓冲和宽裕倾向，注意警惕各层级各部门负责人保护自身获得业绩导向性报酬的倾向。

3.组织高层进行初次审核

在审核和分析院级合并预算后，预算管理办公室应该给院长书记会、预算管理委员会及执行副院长编制一份书面的审核分析汇总表。预算管理委员会应从广泛的角度对院级合并预算进行审核，讨论各层级各部门的预算计划是否令人满意地达到了财务目标。在上下沟通的过程中，如果各层级各部门负责人提出了各种主客观变化因素，从而需要对财务部门所提出的原有目标进行重新评估，则各预算归口部门必须向预算管理委员会如实陈述这些问题。必要时，需要对院级目标进行修改。若院高层普遍接受合并前后的预算，则在预算管理委员会最后审核公布预算之前，各层级各部门预算负责人应向所在层级或部门最高领导人汇报，指出预算变化的具体方面，并说明自己所在部门的预算已被接受。

4.对修正预算案的修改

在各层级各部门与其管理层修改各自的预算时，应使修改稿和预算初审时各级领导所提出的意见、建议吻合。

5.预算人员对预算的第二轮修改和审核

预算管理人员在修正各层级各部门的分预算，并将其与财务目标及各级领导初步审核意见相核对后，需要再次与各层级各部门接触，对预算草案进行第二次审核并讨论，使修正稿能为院预算管理委员会所接受。若认为修改稿与计划目标相符，预算管理委员会可再编制一个新的院级合并预算表。编制合并预算表时会偏重于不同层面的细节问题，以反映院高层与各层级各部门的特定利益和需求。高层预算审核会议上，可以借助幻灯演示，向与会者详细介绍，逐条审核，最后确认预算成果并提交给终审会议。

6.终审预算，正式下达预算指标

终审会议中，预算管理人员应认真详细地记录审核过程中所做的各种决策与修改。除此之外，应及时向与会者公布各次预算讨论会的会议纪要，使人们能对各部门预算达成的一致性意见、改变或增删的内容有一个清晰的了解。

（三）科室预算批复下达通知书

1.科室设备预算批复下达通知书（见表 6-2）

表 6-2　科室固定资产预算指标下达通知单

尊敬的 XX 科主任：

根据单位整体战略规划、科室年度工作计划以及单位资金的统筹安排，经"20×2 年度单位预算委员会第 x 会议"审议及院长书记会审批，您科室申报的以下预算项目已通过，现下达预算指标。

科室	设备名称	预估单价	数量	预算总金额

请您结合本年度科室工作计划，严格执行上述项目预算。根据财务预算要求，未完成的项目预算在次年度自动注销。

采购中心确认签字： 　年 月 日	财务处确认签字： 　年 月 日	科室确认签字： 　年 月 日

2.基本建设及零星修缮项目批复下达通知单（见表 6-3）

表 6-3　基本建设及零星修缮项目指标下达通知单

尊敬的 XX 科主任：

根据单位整体战略规划、科室年度工作计划以及单位资金的统筹安排，经"20*2 年度单位预算委员会第 x 会议"审议及院长书记会审批，您科室申报的以下预算项目已通过，现下达预算指标。

一、基本建设预算项目：

预算项目编码	预算项目	预算单价
合计		

审计处确认签字： 　年 月 日	财务处确认签字： 　年 月 日	科室确认签字： 　年 月 日

二、零星修缮预算项目：

预算项目编码	预算项目	预算单价
合计		

请您结合本年度科室工作计划，严格执行上述项目预算。根据财务预算要求，未完成的项目预算在次年度自动注销。

审计处确认签字： 　年 月 日	财务处确认签字： 　年 月 日	科室确认签字： 　年 月 日

3.业务预算批复下达通知单（见表 6-4）

表 6-4 业务预算指标下达通知单

尊敬的 XX 科主任：

根据单位整体战略规划、科室年度工作计划以及单位资金的统筹安排，经"20×2 年度单位预算委员会第 x 会议"审议及院长书记会审批，您科室申报的以下预算项目已通过，现下达预算指标。

预算项目编码	预算项目	预算单价
合计		

院办确认签字：

年 月 日

财务处确认签字：

年 月 日

科室确认签字：

年 月 日

第七章　全面预算的执行

第一节　全面预算执行过程的控制原则

单位预算是为了最有效地利用各项医疗资源，实现医疗服务的最大化，满足社会公众的需求。预算控制作为一种比较成熟的控制工具，经过不断总结提炼，形成了一套完善的原则。作为反映预算管理基本规律的预算控制原则，涵盖了从预算编制、预算执行到预算考核的全部环节。经批复的单位预算是控制单位日常业务、经济活动的依据和衡量其合理性的标准，单位要严格执行，并将预算逐级分解，落实到具体的责任单位或责任人。单位在预算执行过程中应定期将执行情况与预算进行对比分析，及时发现偏差、查找原因，采取必要措施，保证预算整体目标的顺利完成。

一、全面性原则

预算控制的对象是预算的执行过程，而预算执行过程又涉及单位各个环节、各个部门、全体成员，所以，有效的控制应该借助各部门、各成员的力量，它应该是预算执行者之间的自我监控和相互监控的结合，所以需要建立一个全方位、多层次及多元的预算执行控制责任主体。所谓全方位，是指预算控制必须贯穿单位的各个业务过程、各个管理活动，覆盖单位所有的部门和岗位，不能出现任何遗漏。所谓多层次，至少包括两方面，一是预算管理委员会对预算整体进行监控；二是按逐级负责制原则，由上级对下级的预算执行情况进行监控。所谓多元，是指既有事后的控制措施，又有事前、事中的控制手段，既有约束又有激励，既有财务上资金流量、存量预算指标的制订，会计报告反馈信息的跟踪，又有人事委派的策略。这样，单位的预算目标就可贯穿到决策、执行、监督、反馈等各个环节，各个责任单位能真正讲究工作效率，形成纵横交错、他控与自控相结合的责任体系，确保预算目标的实现。

二、及时有效原则

预算控制应该为内部控制目标的实现提供合理保证，单位全体职工应当自发维护预算的有效执行，控制程序具有可操作性，避免预算管理失效。在预算批准下达时，各预算执行单位必须认真组织实施，将预算指标层层分解，从横向和纵向落实到单位各部门、各环节和各岗位；在预算执行过程中应建立预算执行责任制度，对照已确定的责任指标，定期或不定期地对相关部门及人员责任指标完成情况进行检查，对发现的问题及时纠正处理，实施考评。

三、成本效益原则

预算控制应当权衡实施成本与预期效益，以适当的成本实现有效控制。预算的执行与控制方案直接影响业务部门及管理部门的运作效率，因此应充分考虑成本效益原则。

四、重要性原则

预算控制不需要面面俱到，而是要抓住重点，对重点预算项目严格管理；而对于其他项目则应尽量简化审批流程。对关键性指标要按月跟踪、检查，并对其发展趋势做出科学、合理的预算。

五、适应性原则

预算控制应当合理体现单位的运营规模、业务范围、业务特点、风险状况以及所处具体环境等方面的要求，并随着单位外部环境的变化、运营业务的调整、管理要求的提高等不断改进和完善。

六、归口控制原则

对于专业费用预算，财务部门可采取总量控制方法，由归口专业部门进行具体控制和调配，财务部门只审核总量是否在预算内。

第二节　全面预算执行过程的控制内容

一、预算控制概念

预算控制是预算管理中的核心步骤，控制是落实预算、保障预算实现的有效措施，它的实施效果最终决定着预算管理所发挥的作用。所谓预算控制系统，是指在预算期间各业务采用一定的控制方法，对指定的预算责任单位的预算项目进行控制，并提供相应的预算控制报告。为保证预算的实现，就必须对预算进行必要的控制。预算控制是通过编制预算的形式，对单位未来运营活动发生的成本、费用、收入、结余等加以干预、协调和指导的过程。预算控制是一种目标控制、一种价值控制，同时也是一种制度控制。

二、预算控制的分类

预算控制是按照一定的程序和方法，确保单位及各预算执行部门全面落实和实现全面预算的过程。根据不同的情况，预算控制有不同的种类划分。

（一）根据预算控制的时间不同

预算控制分为事前控制、事中控制和事后控制

1.预算的事前控制

预算的事前控制是单位开展全面预算管理的一个重要环节，也是单位进行全面预算管理信息化需要考虑的一个重要方面。通过预算控制系统，单位预算管理部门可以很方便地对各预算单位的预算进行有效的预警和控制。通过将预算控制和日常审批流程相结合，在业务活动发生前，通过相应的审批过程，达到事前控制的目标。它是对预算执行结果影响因素的控制，在偏差发生之前采取措施，因此控制效果是最理想的。

2.预算的事中控制

事中控制是一个动态性的控制，通过事中控制可以有效抓住控制点，及时发现差异，衡量绩效，纠正偏差。预算的事中控制是指对费用、采购和资本性支出等涉及现金支出的预算，由预算执行审批相关人员按照单位内部控制流程中相关费用控制流程的执行进行逐级审核、控制的过程。单位应当建立预算执行责任制度，明确各预算执行部门、监督部门以及相关责任人员的责任，定期或不定期对预算执行情况进行检查，实施考核，落实奖惩。单位必须依法取得收入，各职能管理部门按照收入预算目标，采取积极有效的措施，依据国家价格和收费管理政策合理组织收入。医疗机构的各项支出，必须按照国家规定的开支标准、严格的审批程序办理。支出管理部门应严格按照支出预算的项目、支出审批权限和审批程序合理安排支出；要严格控制无预算、超预算、不符合审批程序的各项开支。要努

力降低成本费用，合理调节资金收付平衡，严格控制资金支付风险。它是在预算执行活动之中随时纠偏，从而保证预算活动的质量。控制的效果依赖于基层管理者，它要求管理者必须有较高的素质，单位领导层必须重视且提供一种良好的工作环境氛围。

3.预算的事后控制

预算的事后控制是在预算执行之后进行的，主要目的在于总结规律，积累经验，为下次预算做准备，提高预算编制质量。其重点放在对发生的行动效果（被控结果）的经常监督和调整上，以通过核算和分析获得信息，并与控制标准进行比较，提出纠正偏差的行为措施，确保控制目标的实现。这种控制方法的主要特点：一是以执行结果中所获得的信息反馈为前提；二是有较完整准确的统计资料为依据；三是通过分析、比较、采取措施以达到控制效果为目的。事后控制一般可采用严密有效的财务核算和分析报告系统，循环的定时和不定时的资产检查，以及定期和不定期的财务及经济业务审计。事前、事中、事后三种预算控制方式比较，见表7-1。

表 7-1 三种预算控制方式比较

方式		特点	缺点
事前控制	分析预测	预算前选定可行目标，具有防患于未然作用	易产生主观臆断盲目性，对预算目标设定不准确
流程控制（事中控制）	手工控制	较灵活，可以变通，易于接受和实施	严格性不如系统在线控制，需要人工判断是否超预算，准确性不如系统在线控制
	系统控制	控制严格，数据准确，执行统计较为便利	控制最严格，但可能出现由于种种例外情况导致业务停滞的情况，系统信息流和实际单据流的核对导致额外工作量
事后控制	分析通报	反映情况较综合、全面，较适用于需长期考核事项	控制严格程度和监控的及时性方面不如前两种方式

（二）根据预算控制的方法不同

预算控制分为授权控制、反馈控制、调整控制、制度控制。

1.授权控制

为了明确单位各级各部门负责人有关预算执行的责任，保证各级各部门负责人能通过预算有效控制其业务活动，提高预算执行效率，单位必须建立预算执行的分级授权审批制度。所谓授权是指有关单位和岗位在处理业务时必须得到相应的授权，经批准后才能进行。授权控制是在某项预算业务活动发生之前，按照既定的程序对其正确性、合理性、合法性加以核准并确定是否让其发生而进行的控制。这种控制方法是一种事前控制，能将一切不正确、不合理、不合法的经济行为制止在发生之前。预算是集权与分权的结合体，它以预算为界限来划分授权范围。为真正落实预算管理，单位内部必须明确预算审批权限和预算执行权限的划分规则，从而进一步落实各责任主体的管理责任。

授权分为一般授权和特别授权，一般授权是单位内部较低层次的管理人员在其权限之内，依照既定的预算、计划、制度等标准对正常的业务活动进行的授权。特别授权是对非经常业务活动行为进行专门研究做出的授权。各部门负责人对本部门预算执行情况的准确性、真实性和完整性负责。按照规定的预算科目和批复的预算额度合理使用资金，定期向预算管理部门报送预算总表和明细表。就预算控制而言，授权有四层含义：一是有限的资源运用权力，二是有限的资源批准权力，三是责任是授权的前提和代价，四是对权力的受托报告责任。

2.反馈控制

预算反馈控制是指通过会议、报告、调度、分析等多种形式，及时掌握预算执行情况的预算控制活动。建立健全预算信息反馈系统是确保全面预算管理系统高效、协调运行的基础与保障，也是实施预算控制的重要工具。为保证预算目标的顺利实现，在预算执行过程中，各级预算执行部门要定期对照预算指标及时总结预算执行情况，对于发生的新情况、新问题及出现偏差较大的重大项目，应当及时查明原因，计算差异，提出改进措施和建议；财务部门应当利用各个责任中心的会计核算资料和财务报表监控预算的执行情况，及时提供预算的执行进度、执行差异及其对单位预算目标的影响等财务信息，促进单位各预算执行部门完成预算目标；单位预算管理部门要及时向单位预算管理委员会报告预算的执行情况，以便单位决策管理层能够及时、全面地了解情况，进行协调、监督和指导；单位预算管理委员会应定期召开预算执行分析会议，全面、系统地分析预算管理部门提交的预算执行情况报告，对存在的问题及出现偏差较大的重大项目，责成有关预算责任部门查找原因，提出改进运营管理的措施和建议。

预算反馈控制主要包括预算反馈例会和预算反馈报告两种形式。预算反馈例会是指为了保证预算目标的顺利实现，在预算执行过程中，预算管理部门和预算执行部门定期召开的各种预算例行会议。通过召开各种例会，可以对照预算指标及时掌握预算执行情况、掌握差异、分析原因、提出改进措施。预算反馈报告是指采用报表、报告、通报等书面或电子文档形式进行预算信息反馈的预算控制方式。预算反馈报告是预算反馈控制的重要内容，预算反馈报告反馈的各种信息是各级领导和预算管理部门实施预算控制的重要依据。

3.调整控制

预算调整或修正是指当单位内外部环境发生变化，预算出现较大偏差，原有预算不再适宜时所进行的预算修改。由于单位外部运营环境和内部资源条件的变化，预算调整是预算实施过程中的必然问题和基本环节。但预算调整又应该是一个十分规范的过程，必须建立严格、规范的调整审批制度和程序，并按照规定的程序进行调整。预算调整范畴可分为三类：一是项目间调整，指预算单元在本部门已编制预算各项目之间的数据调整，该类调整不影响总资源的投入，属于预算内调整。二是追加调整，指在已有预算项目基础上由于运营规模、业务量等扩大导致的增加预算投入，影响总资源投入。三是新增调整，指在新的市场环境下增加新业务的预算项目，影响总资源投入。后两者均属于预算外调整。无论预算调整是追加、调减还是新增，都要实行逐项审批、逐级审批制度，统一由预算负责人员办理。

预算调整同预算的制订一样，是一个重要、严肃的环节，必须建立严格、规范的调整审批制度和程序。一般来说，预算调整规则中应该包括预算调整条件、预算调整程序和审批权限规定等。通常，只有下列情况发生且致使预算编制的基础不成立或导致预算执行结果产生严重偏差的时候，方能进行预算调整：第一，市场需求发生变化；第二，单位内部资源发生变化；第三，增补临时预算；第四，外部市场环境发生重大变化。在程序上，一般预算调整需要经过申请、审议、批准三个主要程序。调整申请应说明调整理由、初步方案、前后预算指标对比及调整后预算负责人等。调整审议决策时应遵循以下原则：预算调整事项不能偏离单位发展战略和年度财务预算目标，调整方案应在经济上实现最优化，调整重点应放在财务预算执行中出现的重要的、非正常的、不符合常规的关键性差异方面。预算调整不仅要在制度权限上进行控制，同时还要在技术层面上进行控制，对预算系统的操作、变更等项目、编码、口令等无法随意更改，力求设计严密，达到预算操作使用与控制的目的。

4.制度控制

预算一经确定，在单位内部便具有"法律效力"。作为一种控制制度，预算本身不是目的，预算的目的是为了加强控制。而预算无论是作为目标控制或是程序控制，均是以规范、严格的制度方式实现的。预算控制制度主要包括预算系统设计控制制度、预算执行控制制度和预算结果考评控制制度，由此实现预算的事前、事中、事后的系统控制职能。

首先，预算控制通过对预算系统设计的制度控制，明确了不同责任主体在预算管理系统中的责任，揭示了这种责任的目标形成、表现形式以及审校程序和方法等，使预算目标得以落实和细化，为目标控制提供良好的前提。

其次，预算控制通过一系列相应的制度，来强调和实现执行过程中的控制。重点包括：

（1）授权制度。授权制度是一切内部管理和控制制度的基础，是包括预算控制在内的所有制度的制度。通过授权，使各责任单位的权力得以明确体现，这既是一种分权，又是以不失去控制为底线的。授权制度是权力控制者采用合理的方式，在实现整体利益的目标前提下，明确各单位的责任。在此范围内，各预算单位权利义务并存。

这种激励与约束并存的制度控制极大地降低了控制成本。

（2）重点预算执行控制。不管预算以何种形式进行控制均会消耗资源，均会导致成本支出；控制点越多，控制成本越大；控制面越广，控制程度可能越低。因此，控制必须有重点，有核心。在预算执行过程控制制度中，我们应特别注意，单位战略、单位管理模式、单位行业特征等方面的情况不同，预算控制重点也不同，力求达到事半功倍的控制效果。

（3）信息反馈与报告制度。执行过程控制的一个重要基础是必须有及时、相关的信息反馈作为支撑。没有有效的报告制度，预算控制乃至整个内部控制均变成空话，无法起到应有的作用。

最后，通过预算科学的考评制度来实现其结果控制，并进一步强化预算管理的激励和约束机制作用。

（三）根据预算控制的对象不同

预算控制分为资金控制、成本费用控制、采购控制、存货控制。

1.资金控制

资金控制主要就是资金计划的平衡、协调，就是把好资金支出关。对单位每天若干笔资金的支付，要弄清楚来源和出处。控制要点如下：

第一，建立现金流管理制度。现金流管理制度是实行资金预算控制法的基本前提，比如收支两条线管理制度。各责任中心每月底向财务部提交下月费用、采购等资金计划，费用资金计划的来源就是年度预算费用的使用情况，采购资金计划的来源就是采购计划以及付款政策。

第二，预算委员会平衡批准后下发执行。财务处安排资金的使用，同时及时催收应收账款。

第三，建立严格的货币资金业务授权批准制度。明确被授权人的审批权限、审批程序、责任和相关控制措施，审批人员按照规定在授权范围内进行审批，不得超越权限。单位货币资金收支和管理必须统一由财务部门负责，对未经授权的部门和人员，严禁其办理货币资金业务或直接接触货币资金。支付资金程序要做到"四审四看"：一是审支付申请，看是否有理有据，用款时应提交支付申请，注明款项的用途、金额、支付方式等内容并附有有效经济合同或相关证明及计算依据。二是审支付审批，看审批程序、权限是否正确，审批手续是否完备，审批人根据其职责、权限和相应程序对支付申请进行审批。对不符合规定的货币资金支付申请，审批人应当拒绝批准。三是审支付审核，看审核工作是否到位，财务审核人员负责对批准的货币资金支付申请进行审核，审核批准范围、权限、程序是否合规，手续及相关单据是否齐备；金额计算是否准确；支付方式、收款单位是否妥当等。四是审支付结算，看是否按审批意见和规定程序、途径办理。出纳人员根据签章齐全的支付申请，按规定办理货币资金支付手续，并及时登记现金日记账和银行存款日记账。

第四，及时分析现金流预算执行情况。跟踪、分析现金流预算执行情况达成如下目标：分析现金流的有效性，不断提高单位资源运营水平；分析现金流执行偏差，促进现金流预算精准度的提高；及时发现擅自改变资金用途等不良现象，降低财务风险，实现现金流预算控制法的目标。

2.成本费用控制

成本费用控制的范围是指可控性的成本费用，在可控性费用中又分为变动性费用和固定性费用。对变动性费用的控制有三点：一是人员经费，各科室应根据工作需要合理配置人员，严格控制人员增长，实行竞聘上岗，推行全员聘用制，因事设岗，以岗定员，实行合理的减员增效，对转职、轮转、返聘等人员进行正确及时的划分，使人员达到有效的优化配置。同时，实行人员激励考核制，通过奖惩绩效等方式对个人、科室、单位从不同程度上起到控制成本、合理增效的目的。二是卫生材料费，单位成本中医疗卫生材料消耗占较大比重，而且属于可控变动成本范畴，各医疗相关科室应注意在领用时合理控制。各预算责任单元负责人应充分考虑本科室运营收入情况，制订合理的消耗定额和领用计划，避免无故大量领用、浪费或囤积的情况发生，做到各期间收支合理。同时注意降低损耗率，提高卫生材料的可用性。三是公用成本费用，对单位所需消耗的水电费、燃气费、供暖费等，各科室人员应以身作则，提高节约意识，在保证单位正常运营的基础上尽量降低公用成本费用。固定性费用控制的要点主要是完善各种费用的标准，完善审批权限表和审批流程；对项目性的费用，必须先申请后使用。

3.采购控制

采购活动可以根据采购内容的不同分为材料采购、设备及工程采购、办公资产采购。对采购活动的控制：一是制订合理的采购需求计划，二是选择合适的供应商。控制的要点如下：

第一，完善大额商品、固定资产集中采购、公开招标的制度。采购行为中询价、定价与采购的岗位分开，采购人员只有采购计划的执行权，没有询价权和定价权。采购询价后要综合供应商的报价、规模、信用状况、付款条件等，形成询价分析报告；定价决策者根据询价分析报告选择最优采购方案，尽量使物价与市场行情相符，原则上选报价最优者，如有例外须报告说明原因。对大宗商品、大额固定资产的采购，可采用公开招标的方式。对物资采购进行严格的日常控制，避免跨期跨月的单据遗漏、入账不及时等问题。

第二，完善供应商及材料价格信息库，为采购价格分析及采购定价提供资料。

第三，建立严格的采购申请、审批及验收程序制度。

第四，财务部要进行付款的控制，定期与供货商核对往来账项，物资会计要定期盘点，加强成本控制。

4.存货控制

存货控制一是存货额度的控制，即存货周转期的管理，二是存货库龄的控制。单位存货包括各种药品、试剂、医疗物资、低值易耗品、办公用品、后勤物资等，其中药品、卫生器材、低值易耗品是单位存货的主要部分，是存货管理控制的重点。单位的存货管理要做好三项基本工作：第一，合理确定储备定额，选择一个存货最佳水平，保证尽可能少地占用资金、存货量满足医疗服务要求。第二，建立健全物资管理制度。对物资的收、领、退的操作程序及管理有相应的办法制度。第三，加强对库存物资的清查盘点工作。要做到账实相符，对于盘盈、盘亏的物资，应查明原因，分清责任，按规定程序报经批准后进行相应的账务处理。第四，要加强对低值易耗品的实物管理，对在用低值易耗品采用"定量配置、以旧换新"的管理办法。

存货管理的目标是：在保证单位医疗、教学、科研工作需要的前提下，使存货投资最小化，以减少资金占用，提高单位资金的利用效率。为此，在具体进行存货资金管理控制时必须做好以下两方面的工作：第一，做好存货资金的规划工作，合理确定存货资金的占用量，节约资金的使用；第二，加强存货的日常控制，使存货总量、存货品种和数量合理组合，加速存货周转。

存货控制的相关成本是指有关存货从市场订货购入、储存至出库整个过程所发生的一切费用，以及因缺货而造成的经济损失。一般而言，存货相关成本分为采购成本、订货成本、储存成本和缺货成本四种。

（四）根据控制的手段不同

预算控制分为手工控制和在线控制

1.手工控制

手工控制是指按照单位内部控制流程和相应的审批权限，对相关资金支出的交易进行手工流转并签字的过程。手工控制的特点：一是预算审批时以台账作重要依据；二是人工流转单据的工作效率较低，行政成本较大。

2.在线控制

在线控制是依据专门的信息系统实现对重点预算事项的控制。在线控制的特点： ①各科室在申请暂借资金、报销费用时，系统自动提供该预算项目的预算数、已发生数和可用数等信息；②使结果更丰富有层次；③使流程更有效率；④使调整更具灵活性；⑤使分析更具全面性、系统性。

其中预算编制的在线控制流程如图 7-1 所示。

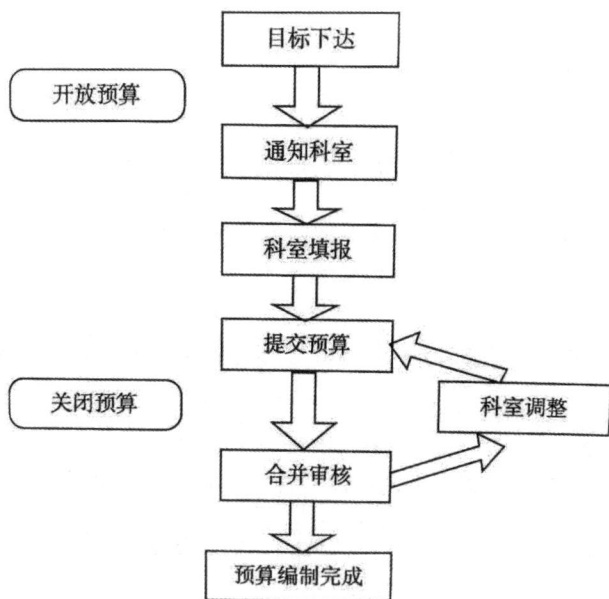

图 7-1　预算编制的在线控制流程图

　　经过预算准备，将目标进行传达，通知各科室进行填报，各科室根据本科情况进行预算填报并提交预算，财务处关闭预算进行合并审核。其中，数据等相关指标无误符合要求的完成预算编制，不符合要求的，经与科室沟通，需要科室进行调整，重新提交预算，进行二次审核，审核无误后编制预算完成。

　　资金预算的在线控制流程图如图 7-2 所示。

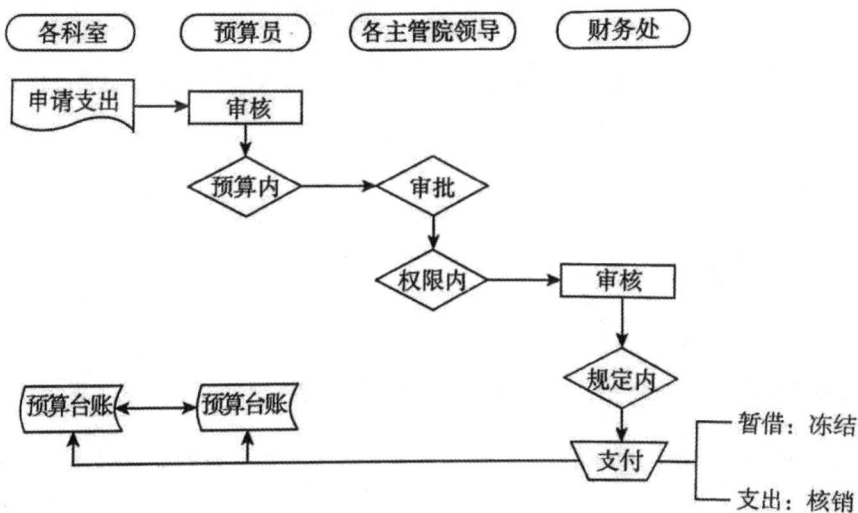

图 7-2　资金预算的在线控制流程图

资金预算申报过程控制分为以下几个步骤：

第一，预算员申报。科室在暂借、报销时，预算员首先登录预算支出系统进行预算申请，根据科室需求和系统要求正确无误地填写预算申请内容。

第二，科主任、院领导审核。经科主任、院领导审核预算项目相关内容，确定正确无误，通过审核。

第三，财务处审核。财务处根据科室申报内容进行审核，规定内的进行支付操作，暂借的予以冻结，已支出的予以核销。

通过预算支出系统进行控制，逐级审核，确保预算支出项目、金额等无误。同时，科室相关负责人还能通过预算支出系统查询到本科室以前期间的预算支出项目，方便掌握本科室预算支出情况，为预算申报、批复、使用等提供了明晰的查询，有利于预算的控制。

第三节　全面预算调整

单位应按照规定调整预算。财政部门核定的财政补助等资金预算及其他项目预算执行中一般不予调整。当事业发展计划有较大调整，或者根据国家有关政策需要增加或减少支出、对预算执行影响较大时，单位应当按照规定程序提出调整预算建议，经主管部门（或举办单位）审核后报财政部门按照规定程序调整预算。收入预算调整后，相应调增或调减支出预算。

一、预算调整的概念

预算调整是指在预算执行时，由各责任中心根据运营管理要求、环境或政策变化，通过预算分析等资料提出预算目标，调整申请，经预算管理委员会审批后对预算进行的重新修订。因此，预算调整的实质是对预算目标的调整。

二、预算调整的条件

当有下列情况之一，且严重影响预算执行时，可按规定程序申请预算调整：

（1）单位发展战略调整，重新制订运营计划。

（2）客观环境发生重大变化，如市场需求、行业发展、国家政策等方面，需要调整有关预算指标。

（3）单位内部条件发生重大变化。

（4）发生因不可抗力而导致的事件。

（5）发生预算委员会认为必须调整的其他事项。

各单位对于必须进行的预算调整，应由相关部门提出书面申请，详细说明调整的理由。例如，2003年我国发生"非典"疫情期间，各级医疗机构都承担了政府下达的突发公共卫生事件医疗救治任务，急需紧急采购药品、呼吸机等储备物资，而年初没有专项预算，就必然对预算进行调整。又如根据国家政策在年度中间较大幅度地调整职工工资或提高离退休费标准等情况时，可以对预算进行调整。医疗机构的预算经批准调整时，必须严格控制调整范围，防止盲目扩大范围，或借预算调整之机随意更改预算项目，给本单位运营活动造成不良的影响。预算调整须经本单位预算管理决策机构、领导集体决策审查，职工代表大会（或职代会主席团会议）通过，报上级预算管理部门审批后下达执行。

三、预算调整的方式及审批

预算调整按照发起对象不同，分为自上而下和自下而上两种。

（一）自上而下的预算调整

自上而下的预算调整发起对象为高层管理人员，适合于当外部环境和内部条件等客观因素导致全局性重大变化的情况。其调整流程如下：

（1）由高层管理者提出预算调整意向。

（2）预算管理办公室编制预算调整申请表，提交预算执行情况分析报告，说明调整内容和原因。

（3）预算管理办公室上报预算管理委员会审议批准。

（4）预算管理委员会批准调整申请。

（5）预算管理办公室下达预算调整通知书。

（二）自下而上的预算调整

自下而上的预算调整发起对象为各责任中心，适合于当外部环境或内部条件等客观因素导致单位局部重大变化，且符合预算调整条件的情况。其调整流程如下：

（1）由预算调整申请部门填写预算调整申请表，并提交预算执行情况分析报告，说明调整内容和原因。

（2）预算调整申请部门交主管院领导审批。

（3）预算调整申请部门上报预算管理委员会审核。

（4）预算管理委员会审核后提出调整建议。

（5）预算管理委员会批准预算调整申请。

（6）由预算管理办公室下达预算调整通知书。

（三）具体调整方法

具体调整方法指经过批准的资金计划，在执行过程中因特殊情况需要增加或者减少收入支出的变更情况。计划调整的类别可区分为"超计划调整""计划外调整"和"其他调整"。

1.超计划调整

为确保资金管理的合理性，原则上支出项目"可用额度"和"余额"不得为负数。如果某笔支出的发生将使该项目总支出突破年度计划额度，则审核不予通过，而应由开支部门提出申请、归口部门职能审核，并经单位相关部门审批同意，补充资金计划后方可执行。

2.计划外调整

当单位面临的外部环境发生变化，如发生应急医疗任务时，相关科室应及时增补工作计划及资金计划。

3.其他调整

因特殊情况当年未执行完毕而需要下一年度继续完成的资金计划，按照规定程序审批后可直接转至下年度资金计划。

第八章　全面预算的报告与分析

第一节　全面预算的报告

单位预算报告是反映该单位财政、收入与支出预先安排的一种书面材料。预算报告有很好的计划组织作用，能帮助单位合理安排财力，提高资金的使用效率，避免铺张浪费。

一、预算报告的分类与特征

（一）财务预算报告的分类

一般按时间分为年度预算报告、半年预算报告和季度预算报告等，按内容范围分为预算编制报告、预算执行报告、预算分析报告、综合报告、专项报告等。

（二）预算报告的特征

1.计划性

预算报告从某种意义上说实际上是单位的财务计划，必须做到目的明确、量入为出、开源节流，结合单位的工作实际做出合理的资金使用安排。

2.规范性

一是指制订财务计划要在领导和有关部门的指导下按照一定的程序进行，即程序规范；

二是指计划内容，每一笔开支要符合国家的财经、财务制度和系统、单位的财务制度，做到使用规范。

3.数字化

财务预算报告离不开数字，数字在文本中占有十分突出的位置，因而数字要准确、真实地反映收支情况。

二、预算编制报告的内容

预算编制报告的内容主要包括：上年度财务预算工作情况总结，本年度预算工作组织情况，本年度财务预算报告编制基础，预算年度收支情况说明，预算年度主要财务指标说明，可能影响预算指标的事项说明，预算执行中的常见问题以及保障措施等。下面就具体预算工作组织情况等简要说明如下：

预算工作组织情况主要包括单位预算管理机构设置、管理机构主要成员构成、内部组织分工、年度预算工作具体组织过程，以及预算审核情况等。

预算编制基础主要包括：单位编制年度财务预算的基本依据，单位编制年度财务预算所选用的会计制度与政策，年度财务预算报表的合并范围说明。

预算年度收支情况说明。收支情况预测是财务预算指标的基础，至少应包括以下内容：对预算年度政策、行业形势进行预测分析，根据政策、行业发展形势，结合单位整体战略规划等情况进行合理的市场分析预测。重点说明预算年度内单位的收支情况及预算年度内拟安排的重大固定资产投资项目的目的、资金来源与构成、预期收益及预计实施年限等情况。

预算年度主要财务指标说明。它指的是根据年度业务预算，具体分析说明主要财务指标的预算目标，对比分析年度间指标变动情况。

可能影响预算指标的事项说明。这是对预算年度可能对现有预算产生重大不确定影响事项的说明，如国家宏观经济形势和政策的变化等。应当充分说明各种不确定性因素的原因，分析可能对主要财务指标预算的预计影响程度，以及年度预算调整标准等。

预算执行的保障和监督措施。这是指单位在预算执行过程中，确保预算执行的有关制度保障和跟踪、监督、评价、考核等措施。

三、预算执行情况报告的内容

单位应编制月度、季度、年度预算执行情况报告，列明预算执行情况并进行汇总分析，为各级领导提供决策信息，以利于单位内部的及时沟通，并有效地解决执行过程中发生的问题。预算执行情况报告主要包括各相关指标的本期发生额、本期预算额、本期差异额、累计实际发生额、累计预算发生额、差异额分析、产生不利差异的原因分析、责任归属、改进措施及形成有利差异的原因和发展建议。具体来看：

1.进度分析

累计计算并汇总各月完成预算情况，以收入预算完成进度为起点分析成本和费用进度，为调整计划和控制提供指导。进度分析按照周期不同可分为：月度分析、季度分析、年度分析。

2.业绩分析

根据各部门预算完成情况，通过差异分析的方法，对责任单位运营情况及核心指标进行排名分析、结构分析、趋势分析，评价部门业绩，为考核提供依据。

3.分析建议

在编制预算分析报告时要注意在开头进行内容提炼，突出重点，文字、数字与图表相结合，财务分析方法与预算管理相结合，增强报告的可读性，结合预算执行情况分析未来业务发展方向，进行合理的预算完成情况预测，并针对执行过程中可能出现的偏差提出建议及改进措施。需要强调的是，预算分析报告的基础是准确的财务数据，预算分析内容必须实事求是，不能弄虚作假，要准确客观地反映存在的问题，要对重点问题及其原因做出恰当的分析、判断和结论，做到基础资料和分析建议一致。

第二节　全面预算的分析

一、全面预算分析的概念及作用

全面预算分析是全面预算管理的核心内容，是全面预算在编制、执行和评价各个阶段发挥业务管理的前提，是对预算管理全过程的分析，通过综合运用各种基本分析方法，对单位业务活动进行事前规划、事中控制及事后分析，为单位业务的全面管理提供分析支持。

事前分析是一种预测分析，是指在实施预算活动之前所做出的研究其可行性的分析。在制订预算目标、编制预算之前所进行的分析属于事前分析，它是进行各种预算决策的基础。如筹资方案分析、投资方案分析、运营预测分析等。事中分析是一种控制分析，是指在预算执行过程中，对预算执行状况及其控制成效进行的日常性分析，它是进行预算执行调控的前提。如在预算执行过程中的预测分析、费用支出过程的控制分析、存货控制分析等。事后分析是一种总结性分析，是指对一定期间内预算执行结果的分析，它是对各预算执行部门进行考核、评价和奖惩兑现的依据。如预算收入分析、成本分析等。

预算分析的对象主要针对院级、科室级、作业级、资金流和医疗项目级预算，重点分析实际完成值与预算目标产生的重大差异，对整体实现年度运营目标具有重要影响。

全面预算分析的目的是及时检查、追踪全面预算的执行情况，加强对单位整体运营活动的事前规划、事中控制、事后分析，切实发挥全面预算在单位运营管理中的作用。

事前规划，是一种预测性的分析，是指在实施预算活动之前所做的研究其可行性的分析。通过对单位目标结余进行规划，以确定全年的运营与预算编制目标，将实现目标结余所需的资金、可能取得的收益和未来要发生的成本、费用紧密联系在一起，以实现对单位整体运营活动的事前规划。

事中控制，是一种控制性分析，是指在预算执行过程中，对执行情况和预算成效所进行的日常运营性分析，确定预算执行差异额、差异率以及造成不利差异的原因，动态地分析单位运营情况，及时调整、控制进度，总结前期工作中的成功经验，加强对整个运营活动的事中控制，保证单位预算目标的实现。

事后分析，是一种总结性分析，是对一定期间内执行结果的各项财务指标的分析，是对各预算执行责任部门考核的依据，为编制、完善并优化单位下期运营目标提供参考信息。

预算分析是全面预算的重要组成部分，它在全面预算管理中的重要作用表现在以下五个方面：

第一，预防作用。通过对预算的事前分析，可以为预算决策提供依据，提高预算决策的准确性，预防决策失误的发生。

第二，控制作用。通过对预算的事中分析，可以及时发现和纠正预算执行中的偏差和存在的问题，为预算控制提供资料和依据，从而实现对预算执行全过程的控制。

第三，评价作用。通过对预算的事后分析，可以总结预算执行的情况和结果，评价单位及各预算执行部门的工作业绩，揭示单位生产运营活动中存在的问题，总结预算管理工作的经验教训。

第四，辨析作用。通过预算分析，可以分清造成预算执行结果与预算标准之间差异的原因，落实预算差异责任，为预算考评与奖惩兑现提供可靠资料。

第五，促进作用。通过开展预算分析，可以促进各预算执行部门加强预算管理，严格预算执行，挖掘内部潜力，不断完善提高运营管理水平。

二、预算差异的种类

预算差异是指预算执行结果与预算标准之间的差额。预算差异根据不同的标准可以分为以下几类。

（一）按差异产生的原因分类

按照差异产生的原因，可以将预算差异分为价格差异、数量差异和结构差异。

1.价格差异

价格差异是指由于价格变动而产生的预算执行结果与预算标准之间的差额。例如，由于医疗材料采购价格提高导致采购成本的上升等。

2.数量差异

数量差异是指由于数量变化而产生的预算执行结果与预算标准之间的差额。例如，由于成本控制制度的加强，成本消耗降低等。

3.结构差异

结构差异是指由于结构变动而产生的预算执行结果与预算标准之间的差额。

（二）按差异对预算执行及结果的影响分类

按照差异对预算执行及结果的影响分类，可以将预算差异分为有利差异和不利差异。

1.有利差异

有利差异是指预算执行结果与预算标准之间的差额有利于预算的执行及结果。例如，由于实际医疗收入超过预算医疗收入而产生的收入差额对整个预算执行及结果是有利的差异。

2.不利差异

不利差异是指预算执行结果与预算标准之间的差额不利于预算的执行及结果。例如，由于实际医疗收入低于预算医疗收入而产生的收入差额对整个预算执行及结果是不利的差异。

（三）按差异产生的性质分类

按照差异产生的性质，可以将预算差异分为主观差异和客观差异。

1.主观差异

主观差异是指由于预算执行部门内在因素造成的预算执行结果与预算标准之间的差额。例如，由于医疗人员不注重成本控制，导致材料消耗增加、成本提高等属于主观差异。

2.客观差异

客观差异是指由于外部因素或预算执行部门不可控因素造成的预算执行结果与预算标准之间的差额。例如，国家规定单病种收费标准，对其进行严格控制，导致医疗收入降低，就是客观差异。

三、预算分析的流程

预算分析是预算管理的核心，单位预算管理活动中可以运用 PDCA 循环思想，引导单位进行预算分析。PDCA 循环在质量管理中得到了广泛的应用，成为质量改进不可缺少的工具，它是对持续改进、螺旋上升的一种科学总结，可以广泛地运用到管理活动中。如图8-1 所示。

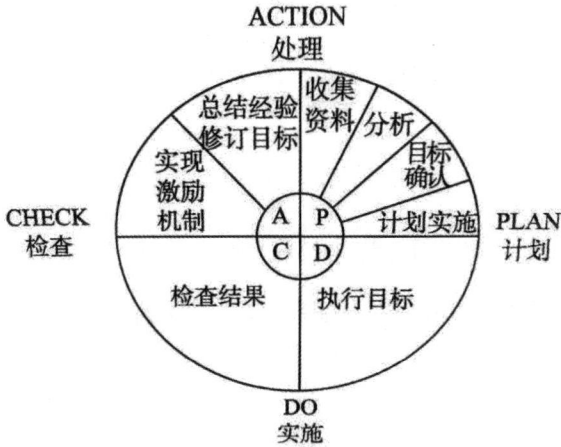

图 8-1　PDCA 循环

根据 PDCA 循环思想，预算分析具体步骤如下：

1.确定分析对象，明确分析目的

在进行预算分析前，首先确定分析的对象及范围，明确分析目的，熟悉预算分析的相关资料、数据，以保证预算分析工作的顺利展开。

2.收集资料，掌握情况

进行预算分析时，必须广泛地收集真实可靠的数据资料进行参考，主要包括内部资料和外部资料。内部资料指有关预算文件中的标准和预算执行情况资料，执行情况资料有赖于相应的信息系统做支持，一般单位都会选择适合本单位具体情况的系统。

3.对比分析，确定差异

通过预算执行结果与预算标准的对比，可以得到两者之间的差额，然后采用比率分析法、因素分析法等定量分析法说明预算指标的完成程度，找出差异原因，为进一步的定性分析指明方向。

4.检查分析，落实责任

通过定量分析和定性分析，认真检查，找出差异的原因，抓住主要矛盾，进而找出矛盾的主要方面，根据具体情况分析结果形成的原因，找到影响因素，全面系统地进行综合分析，检查出问题真正所在，将责任具体化，落实到责任单位和个人。

5.提出措施，改进工作

确定差异、分析原因、落实责任是为了解决预算执行中存在的问题。因此，当找出问题所在之后，就应根据分析的结果，提出加强全面预算编制、执行和控制的具体措施，以提高单位的运营管理水平。

6.归纳总结，分析报告

归纳总结，就是依据对各项预算执行情况的分析结果进行综合概括，对全面预算管理的整个过程及其结果做出正确评价。在预算分析的最后阶段，要根据归纳分析的内容，编写书面的预算执行分析报告。在编写预算执行报告时要注意三点：①数据真实可靠；②观点鲜明有据；③语言简单质朴。

四、预算分析的方法

常见的预算分析方法可分为定量分析法和定性分析法。定量分析法是最基本的分析方法，定性分析法是辅助分析方法。只有通过定量分析，才能获得科学的分析数据基础，计算出各项预算指标的变动大小和变动幅度，才能据以分清责任，抓住主要矛盾，解决关键问题。但是单纯的定量分析有时也难以反映预算执行的实际情况，我们必须将定量分析和定性分析有机结合起来，综合运用，才能构成完整的预算管理分析体系，充分发挥预算分析的作用。因此，定量分析法和定性分析法有机结合，构成了完整、系统、科学的预算分析方法体系。在预算实务中，应根据具体分析对象和要求，选择正确的预算分析方法。

1.比较分析法

比较分析法也叫对比分析法，是将两个或两个以上相关指标（可比指标）进行对比，测算出相互间的差异，从中分析、比较，找出产生差异的主要原因的一种分析方法。主要包括六个方面：一是本期实际执行与本期预算进行比较；二是本期实际执行与上期、历史同期进行比较；三是本期实际执行与下期预测数对比；四是上期预测数与本期预测数对比；五是本期预测数与预算数对比；六是本期实际执行与同行业先进水平对比。

【例】某单位是一所以眼科、耳鼻咽喉科及心血管为主的大型综合类单位。单位20×2 年 7 月门急诊量见表 8-1。根据财务数据统计，单位本期实际数、本期预算数、上期实际数、去年同期实际数等数据已列示，据上述资料及下表资料，采用比较分析法进行预算分析。

表 8-1　20×2 年 7 月门急诊量预算完成情况

单位：人次

指标	本期实际数	本期预算数	上期实际数	去年同期实际数	差异数		
					与预算相比	与上期相比	与去年同期相比
眼科	78 000	75 000	67 000	72 000	3 000	11 000	6 000
耳鼻咽喉科	22 500	21 000	21 300	20 250	1 500	1 200	2 250
心血管中心	6 500	6 000	6 200	5 455	500	300	1 045

根据上表计算日均诊次预算执行率并说明原因：

（1）本期预算执行率 = 本期实际数÷本期预算数×100%

则 7 月份各重点科室预算执行率如下：

眼科 = 78 000÷75 000×100%＝104%

耳鼻咽喉科 = 22 500÷21 000×100%＝107.1%

心血管中心 = 6 500÷6 000×100%＝108.3%

由上述结果显示，我们可以看到该单位 3 个科室均超额完成了预算，预算执行率良好。现就各影响因素逐一分析，首先，单位的眼科为重点学科，国内外知名度较高，尤其正值 7 月份暑假，大、中、小学生都避开平日紧张的学习时间，利用暑期进行积极治疗。同时单位本身为方便患者治疗，实施开设夜间门诊、增设诊室、严格控制停诊制度等措施，从而使得本期眼科门急诊量有了一定的突破。其次，耳鼻咽喉科同样作为重点学科，门急诊量保持增长趋势，比上期和去年同期均有所增长。最后，夏季多为肠道疾病、老年病、心血管病的高发期，心血管中心门急诊量自然就随之增加。总之，门急诊量受季节、假期等影响较大，如国家法定节假日期间门急诊量相应就会减少很多；而春季门急诊量开始上升，7至8月份达到顶峰，夏季高温炎热、干燥等多重因素形成疾病易发期，9月份开始直至冬末呈下降趋势。

我们在进行预算分析时，要注意结合多方面因素，考虑周全，追根溯源，挖掘出数据背后的真实原因，这样才能更好地为管理者、决策者、单位发展提供信息支持。

（2）本期与上期相比增长率＝（本期实际数－上期实际数）÷上期实际数×100%，则7月份各重点科室本期门急诊量与上期相比增长率如下：

眼科＝（78 000－67 000）÷67 000－=16.4%

耳鼻咽喉科＝（22 500－21 300）÷21 300－=5.6%

心血管中心＝（6 500－6 200）÷6 200－=4.8%

我们可以看到，该单位重点科室发展情况较好，应继续努力，挖掘潜力，争取更好的上升空间。

2.比率分析法

比率分析法是通过计算、比较经济指标的比率，来确定相对数差异的一种分析方法。采用比率分析法，要把分析对比的数值变成相对数，先计算出各种不同的比率，然后进行比较，从确定的比率差异中发现问题，根据分析的不同内容和要求，计算出不同的比率进行对比。主要有三种形式：

第一，相关指标比率。将两个经济程度不同而又相关的指标对求出其比率，然后进行各种形式的比较，以便从经济活动的客观联系中更深刻地认识经济活动状况，考核单位财务管理水平及资金使用效率。

第二，构成比率。构成比率又称结构比率，它是用来计算某项经济指标的各个组成部分占总体的比率，构成比率实际上是进行比率分析，计算公式为：

构成比率＝某个组成部分数额÷该总体总额×100%

计算构成比率，可以了解某项经济指标的构成情况，以便考察总体中各组成部分的变化情况，分析这些构成比率是否合理，发展变化趋势是否更加有效。

第三，动态比率。动态比率是以不同时期的某项财务指标的数据相除后求得的。分析某项财务指标的发展趋势，可以用几个时期的同一指标的数据相除，计算出一系列表示逐期变化情况的动态比率，即通常所说的发展速度。

比率分析法具有计算简便、计算结果比较容易判断、适用范围较广的优点。但采用比率分析法时，应注意对比项目的相关性、对比口径的一致性和衡量标准的科学性。

3.因素分析法

因素分析法，是依据分析指标与其影响因素之间的关系，从数量上来确定几种相互联系的因素对分析对象影响程度的一种分析方法，是比较分析法的发展和深化。采用因素分析法可以取得各项制约因素变动对综合指标影响程度的数据，有助于了解原因，分清责任，评价单位的运营工作；同时，也可以通过因素分析，找出问题所在，抓住主要矛盾，有的放矢地解决问题。运用因素分析法的一般程序是：首先，确定需要分析的预算指标；其次，确定影响该预算指标的各因素；再次，确定各因素之间的关系，如加减关系、乘除关系、函数关系等；最后，计算确定各个因素影响预算指标的程度及数额。

【例】单位核医学科某月所需 X 光材料（彩色胶片）的目标成本为 21 000 元，实际成本为 13 905 元，实际比预算降低了 7 095 元。具体数据见表 8-2。

表 8-2　X 光材料（彩色胶片）目标成本与实际成本对比表

项目	单位	计划	实际	差额
X 光材料（彩色胶片）	张	500	300	-200
单价	元	40	45	5
损耗率	%	5	3	-2
成本	元	21 000	13 905	-7 095

单位可利用因素分析法分析各项因素对单位 X 光材料实际成本的影响程度，具体见表 8-3。

表 8-3　X 光材料实际成本的影响

顺序替代法	连环替代计算	各项因素对单位差异	因素分析
目标数	500×40×1.05=21 000		
第一次替代	300×40×1.05=12 600	-8 400	由于消耗量减少 200 张，成本降低 8400 元
第二次替代	300×45×1.05=14 175	+1 575	由于单价提高到 45 元/张，成本增加 1575 元
第三次替代	300×45×1.03=13 905	-270	由于消耗率下降 2%，成本降低 270 元
合计	-8 400+1 575-270=-7 095	-7 095	

由上表可知，X 光材料（彩色胶片）的实际总成本比预算总成本降低 7 095 元。运用连环替代法测定各因素对总差异 7 095 元的影响程度如下：第一次替代中，X 光材料消耗量的减少对实际成本影响减少了 8 400 元；第二次替代中，单位 X 光材料价格的提高对实际成本影响增加了 1 575 元；第三次替代中，消耗率下降对实际成本影响减少了 270 元。由此可见，此次 X 光材料（彩色胶片）实际总成本降低的主要因素是由于消耗量的减少。正常的消耗量降低是合理且必需的，我们可以通过连环替代法进行因素分析及控制反馈，达到资源的合理配置使用，避免积压，尽量控制各月消耗品领用均衡，成本合理分配，收支均衡。但本月 X 光材料的实际消耗量比计划消耗量的减少比重较大，不符合正常规律，经与科室沟通，查明原因，本月 X 光材料（彩色胶片）消耗量骤降的原因是机器故障影响了正常运作而导致的。

因素分析法既可以全面分析若干因素对某一经济指标的共同影响，又可以单独分析其中某个因素对某一经济指标的影响，在预算分析中的应用十分广泛。但在应用过程中需要注意以下几个问题：

第一，要注意计算程序的连贯性，要按环比计算，不能按定基计算。因为只有保持计算程序上的连贯性，才能使各个因素影响之和等于分析指标变动的差异，以全面说明分析指标变动的原因。

第二，要注意因素替代的顺序性，必须按照各因素的依存关系，排成一定的顺序并依次替代，不能随意变动。

第三，要注意构成因素的相关性。构成经济指标的因素，必须在客观上存在着因果关系，要能够反映形成该项指标差异的内在构成原因，否则就失去了其存在价值。

第四，要注意计算结果的假定性。连环替代法计算的各因素变动的影响数，会因替代计算顺序的不同而有所差别，因而计算结果不免带有假设性，即它不可能使每个因素计算的结果都达到绝对的准确。它只是在某种假定前提下的影响结果，离开这种假设前提，就不会是这种影响结果。

4.差异分析法

预算差异分析就是通过比较实际执行结果与预算目标，确定其差异额及差异原因。如果实际结果与预算标准的差异较大，单位管理部门应审慎调查，并判定其发生原因，以便采取适当的矫正措施。

预算差异分析有利于及时发现预算管理中存在的问题，是其控制和评价职能作用赖以发挥的最重要的基本手段。

针对单位预算的实际情况，可以从单位总体差异分析开始，具体到医疗差异，并逐级推进，最终分析至明细差异。如：材料消耗数量差异、工资差异、效率差异等。

5.结构分析法

结构分析法是指通过对预算相关项目、同一预算各组成项目间的依存关系及项目在总体的比重进行对比分析，以深入了解单位的营运状况，发现存在的问题，预测发展趋势的一种分析。

【例】单位 8 月眼科门诊各收入项目的实际收入和总收入，见表8-4。

表 8-4　眼科门诊各收入项目的实际收入和总收入

单位：万元

收入项目	实际收入	总收入	结构比重
挂号收入	49.79	585.8	8.50%
诊察收入	39.25	585.8	6.70%
检查收入	110.13	585.8	18.80%
化验收入	96.66	585.8	16.50%
治疗收入	57.99	585.8	9.90%
手术收入	21.09	585.8	3.60%
卫生材料收入	102.52	585.8	17.50%
药品收入	90.8	585.8	15.50%
其他门诊收入	17.57	585.8	3.00%

通过分析，我们可以看出抓住检查收入、化验收入、卫生材料收入的预算控制是本年度该科室预算完成的主要因素。

6.趋势分析法

趋势分析法是将两期或连续数期的相同指标进行对比，确定其增减变动的方向、数额和幅度，以说明单位财务状态和运营成果的变动趋势的一种方法。目的是要了解单位未来的财务状况，预测单位发展趋势，从而采取相应的对策。此方法主要适用于不同期间的分析。

趋势分析法的步骤如下：

（1）计算趋势比率或指数。指数的计算有两种方法，一种是定基指数，即各个时期的指数都以某一固定时期为基础来计算；另一种是环比指数，即各个时期的指数以前一期为基础计算。

（2）根据指数计算结果，评价与判断单位各项指标的变动趋势及其合理性。

（3）预测单位未来发展趋势。根据各期的变动情况，研究其变动趋势或规律，从而可以预测出未来的发展趋势。

【例】单位 2010 年～2013 年度材料费和维修费见表 8-5。

表 8-5　单位 2010 年～2013 年度材料费和维修费

单位：万元

年度	材料费	维修费
2010 年	225	330
2011 年	225	350
2012 年	230	360
2013 年	750	400

分析：2010 年～2013 年费用中材料费和维修费增长缓慢，2012 年陡增，需着重分析原因，看是否存在材料浪费现象和机器使用不当造成大规模维修。如果是由于机器的自然老化导致材料使用增多和维修费用增长，我们需考虑是否已到报残年限。

第九章 全面预算的考核

第一节 全面预算考核的作用

预算考核是对全面预算管理实施过程和实施效果的考核和评价，在全面预算管理中处于承上启下的关键环节，在预算控制中发挥着重要作用。预算考核从整体观念上看，是对单位调配资源适应环境变化能力的评价和检验；从局部看，是对各部门为实现单位整体目标做出贡献的评价和检验。一方面，在财务活动、预算执行过程中，通过对预算考核信息的反馈及相应的调控，可以及时发现和纠正实际业绩与预算的偏差，从而实现过程控制；另一方面，预算编制、执行、考核作为一个完整的系统，相互作用，周而复始地循环，以实现预算的最终控制。预算考核及业绩评价既是本次预算管理循环的终结，又是下一次预算管理循环的起始。

预算考核就是要把预算的执行情况、成本目标的控制实现情况、业务工作效率、绩效考评情况和责任人、单位职工的经济利益相挂钩，最大限度地调动职工的积极性和创造性。

一、预算考核的作用

（一）预算考核是全面预算顺利实施的保障

全面预算管理包括预算编制、执行、控制、调整、核算、分析、反馈、考核等一系列环节，其中，预算考核是政府有关部门对单位的服务功能、服务任务、绩效评价的综合考核，是全面预算管理循环中的重要环节。只有实施有效的考核，才能严肃全面预算管理工作，才能把预算编制、执行、核算等各项工作落到实处，确保预算管理全过程的顺利实施。

（二）预算考核是增强预算"刚性"的有效措施

一方面，预算必须是刚性的，预算一经确定，必须严格执行，这是实现预算目标的保证。另一方面，预算也是柔性的，当政策环境发生变化时，单位必须适时调整预算，这是预算可实现性的保证。然而，在预算管理实施过程中，预算的柔性往往会挤兑预算刚性，使预算变成一种软约束。针对在预算执行中存在预算目标与战略调节失控、预算松弛、例外审批过多等现象，通过实施预算考核，可以严肃预算执行，增强预算管理刚性，使全面预算管理真正成为一项"以刚为主，刚柔并济"的管理制度。

（三）预算考核是确保预算目标实现的保证

预算目标确定并细化以后，就成为单位工作的核心内容，具有较强的约束作用。在预算执行中，应对预算执行情况与预算执行差异适时进行确认，及时纠正单位人、财、物、信息等资源管理上的浪费与执行中的偏差，为预算目标的顺利实现提供可靠的保证。

（四）预算考核是建立预算激励机制与约束机制的重要内容

因为预算考核是对单位内部执行情况的全面分析，并反映成本控制目标的实现情况，因此能够为绩效管理提供依据，为预算激励与约束机制提供支持。在全面预算管理实施过程中，通过严格的预算考核制度，一方面，可以强化预算执行的力度，督促各责任部门努力完成预算指标；另一方面，通过对各责任部门的预算考核，可以科学评价各部门及职工的工作业绩，将预算执行情况与各部门及职工的经济利益挂起钩来，奖惩分明，从而形成责、权、利相统一的责任共同体，最大限度地调动单位上下各个层级的工作积极性和创造性。

二、预算考核的基本原则

预算考核的目的是为了强化全面预算管理过程中的监控，改善过程管理，是为了分析和找出预算执行结果与单位预算总体目标的偏离程度，以便强化预算控制或进行适当的预算调整。为此，预算考核应当遵循以下原则：

（一）目标性原则

预算考核的目的是为了确保单位各项预算目标的实现。因此，预算考核的目标性原则包括两方面的内容：

一是在预算考核指标体系的设计中，必须遵循目标性原则，以考核引导各预算执行部门的行为，避免各部门只顾局部利益，不顾全局利益，甚至出现为了局部利益损害全局利益的行为。

二是预算考核必须以预算目标为基准，按预算完成情况评价预算执行部门的绩效；如无特殊原因，未能实现预算目标就说明执行者未能有效地执行预算，这是实施预算考核的首要原则，也是提高预算权威性的有效保证。

（二）可控性原则

预算考核既是预算执行结果的责任归属过程，又是单位内部各预算执行主体间利益分配的前奏步骤，客观、公正、合理是其基本要求。而这一基本要求的集中体现是：各责任主体以其责权范围为限，仅对其可以控制的预算结果和差异负责。有时单位将不可控成本包括在责任主体的预算中，可以使主管人员意识到弥补所有成本的重要性。但是，也要注意避免因为过度强调预算的可控性而导致的预算责任的相互推诿。

（三）分级考核原则

预算目标是通过预算的逐级分解最终落实的，预算控制也是分级实施的，因此，预算考核也必须分级进行，这是实行分权管理和实现各部门、各层级责、权、利有机统一的基本要求，也是激励与约束机制作用得以发挥的重要保证。预算分级考核原则要做到：直接上级是其预算考核的实施主体，间接上下级不能隔级考核，不能自己考核自己。

（四）客观公正原则

预算考核应以预算考核制度、预算执行结果和预算目标为基本依据，按照客观公正的原则进行。一是预算考核指标要以定量考核指标为主，用数字说话，以减少主观成分和人为干扰；二是考核方法、考核标准、考核程序必须按制度进行，考核的结果也要及时公开，对存有异议的考核标准和考核结果要通过分析、研究、协商、复议等方法予以消除；三是负责预算考核的人员应具备客观公正的优良品质，并实行轮流考核制度。

（五）时效性原则

预算考核过程应该通过及时反馈，引导积极的组织行为，并确保职工行为与单位战略目标的一致性。时效性原则要求，单位在预算考核的时间上应当与预算周期一致。一般做法是：按季考核、全年总考核；月度奖惩只兑现方案的80％左右，以丰补歉，年终统筹。

（六）例外性原则

实施预算管理，单位的高层管理者只需对影响目标实现的关键因素进行控制，并要特别关注这些因素中的例外情况。一些影响因素并不是管理者，也不是各责任中心所能控制的，如政策环境变化、行业市场变化、执行政策变化等，所以需要单位及时按程序修正预算，考核按修正后的预算进行，贯彻预算管理的灵活性和可执行性。

第二节　全面预算考核与绩效管理的关系

所谓绩效管理，是指各级管理者和职工为了达到组织目标，共同参与的绩效计划制订、绩效辅导沟通、绩效管理评价、绩效结果应用、绩效目标提升的持续循环过程。绩效管理并不是单纯的一些措施或方法，而是一个非常广义的概念。绩效管理的目的就是要实现成效和效率，成效是指应该做的事，效率是指要合理、高效地做事。

一、预算考核是单位绩效管理的重要组成部分

单位各部门及职工的绩效管理需要可衡量依据，通过分析单位总体预算分解到各责任部门的下级预算的执行情况进行定量和定性分析，建立起能够最大限度地调动单位上下各个层级的工作积极性和创造性的激励机制和奖惩机制，最终促成绩效管理。预算考核在为绩效管理提供参照值的同时，管理者也可以根据预算的实际执行结果去不断修正、优化绩效管理体系，确保考核结果更加符合实际，真正发挥评价与激励的作用。

二、绩效管理中预算考核侧重对财务指标体系的考核

绩效管理实现财务指标和非财务指标考核的结合，其中预算考核侧重对财务指标体系的考核。长期以来单位的管理层已习惯于仅从财务的角度来测评绩效，并没有思考这样的测评方式是否与单位的发展战略联系在一起、是否能有效地测评战略实施情况，因此从发展角度来讲应加强对非财务指标的测评，而对于财务指标的数据则主要来源于预算考核。

三、绩效管理实现定量指标和定性指标的结合

绩效管理实现定量指标和定性指标的结合，其中，预算考核侧重对定量指标的考核。定量的绩效管理可以通过数据来体现，定性的绩效管理则需通过对事实的描述来体现。从追求的公平性和准确性而言，我们更注重定量考核，其数据来源主要是预算考核的结果。

四、绩效管理实现内部层面和外部层面的结合

绩效管理实现内部层面和外部层面的结合，其中，预算考核侧重对内部层面的考核。不断深化完善单位绩效管理制度，使得绩效构成更加复杂，应用更加多变。因此绩效管理既要注重内部层面，还要关注外部层面，从内外两方面明确绩效，建立合理、有效的绩效评估体系，制定科学的绩效制度。而预算考核则侧重于对单位内部层面的考核，把握内部预算执行情况，实施内部控制。

第三节　全面预算考核体系

为了规范预算考核工作的进行，发挥预算的激励和约束作用，单位要建立健全预算考核体系。预算考核体系主要包括如下六个方面的内容：

一、建立预算考核机构

预算考核机构归单位预算管理委员会直接领导，一般情况下，由预算管理办公室、财务部门、人事部门组成，其他预算工作职能部门配合。同时，要针对不同预算职能下设日常业务及工程预算项目审议委员会、固定资产采购预算论证委员会、信息设备论证预算委

员会进行针对性预算管理，并建立相应层次的预算考核机构。

二、制订预算考核制度

预算考核制度包括预算编制考核制度、预算执行考核制度、预算控制考核制度、预算核算考核制度、预算分析考核制度等。通过建立健全预算考核制度，可以真正实现预算考核的制度化、规范化、过程化管理。对于单位预算考核不能仅仅强调从预算执行结果进行片面分析考核，还应关注预算执行过程控制，在事后考核的基础上不断扩展到事前和事中考核，慢慢发展形成以预算编制考核制度为基础，并不断向后推进，注重每一阶段的重点过程考核，最终形成全过程、全面预算考核体系。

三、确定预算考核指标

预算考核的目的是为了确认预算执行部门在预算期内的预算执行情况，促进预算执行部门圆满完成预算目标。同时，各个责任部门是单位整体不可分割的组成部分，各责任部门之间密切联系，休戚与共。预算考核应引导其既要努力完成自身承担的预算目标，又要为其他责任部门完成预算目标创造条件，推动单位整体预算的实现。因此，在确定预算考核指标时，应实现以下四个有机结合：局部指标与整体指标有机结合；定量指标和定性指标有机结合；绝对指标与相对指标有机结合；长期指标与短期指标有机结合。

四、确定预算考核方法

预算考核方法的设计有两个目标：一是考核预算目标的完成情况，对超额完成任务者进行奖励，对未达标者进行惩罚，但并不是绝对鼓励实际完成越高就越好；二是对预算组织工作的考核，即衡量预算编制是否准确、及时上报，预算执行控制和分析工作是否有效。

（一）预算目标完成考核

预算目标完成考核是对主要经济指标完成情况的考核，以最大限度地确保预算目标的实现，主要考核内容为重点财务指标，如：收入、结余、资产收益率、营运资金结余率、应收账款周转率、预算收入执行率、预算支出执行率等。针对预算分析中得出的不同情况进行定量分析，未完成预算目标的再通过定性方式进行重点分析，不能随意落实处罚，要充分考虑环境变化和政策因素等的影响。主要考核方法有如下几种：

1.指标法

运用经济、财务、技术等指标对预算进行考核。

2.趋势法

注重单位的持续发展，所以将趋势的考核作为预算考核的重要内容，如：成本变化趋势、床位使用率、平均住院日、日均门急诊量等。通过过去几年的数据，判断未来的发展趋势，借以考核单位整体和各预算执行部门的预算情况和结果。

【例】单位口腔科 20×2 年 10 月日均门急诊量为 7 600 人次，根据财务数据统计，20×1 年 10 月日均门急诊量为 7 200 人次，20×0 年 10 月日均门急诊量 7 000 人次，据上述资料采用趋势法进行预算考核。日均门急诊量数据统计见表 9-1。

表 9-1 口腔门诊急诊预算完成趋势情况

单位：人次

指标	20×0 年预算完成数	20×1 年预算完成数	20×2 年预算完成数	差异数	
				与 20×1 年比较	与 20×0 年比较
日均门急诊量	7 000	7 200	7 600	+400	+600

从口腔科 3 年的预算完成数发展趋势，可以看到该科室日均门急诊量在逐年增长，由此判断未来发展前景良好，在制订下一年度的口腔科预算时应适时加以增量调整。

3.重要事件法

"重要事件"是指被考核部门的突出优秀表现和不良表现。根据该事件进行预算考核，平时需要有书面记录，考核时综合整理分析，最终形成考核结果。

4.目标导向考核法

预算考核涉及目标导向和执行力度，二者相辅相成，在很大程度上影响着预算责任人或执行者的行为取向。从预算考核的目标导向功能来看，现实中有两种最常见的表现形式：一种是强调业绩越高越好的"业绩导向型"考核；另一种是强调预算与实际误差越小越好的"真实导向型"考核。

（1）业绩导向型考核法。业绩导向型考核法，是指预算考核指标及奖惩均以业绩指标的完成好坏为依据。因其试图表达的是这样一种理念，即如果想激励人们为实现组织的目标努力，就必须按他们达到的业绩水平给予奖励，受关注的往往是总资产收益率等，由此便暴露出越来越多的弊端。主要表现在：第一，导致预算宽余，加剧预算目标确定过程中上下级间的讨价还价，导致目标失真和组织业绩平庸；第二，诱发短期行为，为了局部、眼前利益不惜损害整体、长远利益。

（2）真实导向型考核法。真实导向型考核法，是指预算考核指标乃至奖惩设计均以预算的准确性（实际与预算的吻合度）为依据。这种方法的意义在于：预算作为配置资源、规划未来的重要工具，预算越接近真实，资源配置的效率就越高，预算越准确，对实际执行的现实指导意义也就越强。但同时也会产生很大的弊病，主要为：第一，败德行为证通过"抹平"方式操纵预算执行结果；第二，妨碍预算的为；货誉，不利于流所成行者最大限度地挖掘潜力，危害竞争优势。

（3）业绩导向型与真实导向型协调考核法。人为目标导向，真实与业绩似乎是一对矛盾：追求真实会妨碍业绩的提升，追求业绩又往往诱发失真。为此，从以下两方面进行协调：

完善预算考核指标，在激励业绩的同时兼顾真实。

首先，在传统的以财务业绩为主的预算考核体系中加入预算准确率、审计报告等级等修正性指标，以直接影响综合考评总得分。

所谓预算准确率，是指反映业绩能力的主指标、实际指标值与预算编制值的差异率。

所谓审计报告等级，是指内部审计或外部审计对预算责任人的预算执行结果进行审计，对其内控状态或者年度会计报告、审计报告或审核报告的质量等级。

特别需要强调的是，财务指标的结果性、后置性、易操作性等不足，易诱发短期行为，故需要引入非财务指标，关注长远、整体价值的提升。

其次，可以通过引入激励系数和奖惩系数，来修正财务业绩类指标的考核得分值。

具体做法如下：

财务业绩类指标考核得分值＝财务业绩指标基本分值×财务业绩指标完成率×激励系数×奖惩系数

其中，激励系数根据财务业绩指标完成率（即：实际业绩÷预算目标业绩）的不同档次设置。比如，指标完成率小于70％时奖励系数为0，在70％~80％之间时奖励系数是0.8，在80％~100％之间时奖励系数为1，在100％~120％之间时奖励系数是1.1，大于120％时奖励系数是1.2。与此同时，为了促使业绩尽可能真实，奖惩系数这样确定：与合理增长率偏离在5％以内的奖惩系数为1.1，在5％~10％之间时系数为1，在10％~20％之间时奖惩系数为0.9，超过20％则为0.8，促使预算体系在一定程度上兼顾业绩与真实。

加强预算考核与薪酬的关联，让"心动"引发兼顾业绩与真实的"行动"。Weitzman提出一种基于不对称信息条件下提升预算真实性的报酬计算模型，具体如下：

$B=A+b(X-Y)+a(Z-X)$ 当 Z＞X 时

$=A+b(X-Y)+c(Z-X)$ 当 Z＜X 时

其中：$0<a<b<c$

式中：B 表示预算责任人的可得薪酬，A 表示基薪，X 表示预算责任人的自报预算数，

Y 表示上级管理者制定的预算目标值，Z 表示实际完成数，a、b、c 为相应的奖惩系数（在此激励法中，a、b、c、Y 和 A 由上级制定，X 由下级制定）。

【例】20×1 年单位口腔科年度基薪是 60 万元，口腔科 20×2 年自报门诊年收入预算数是 1 060 万元，上级管理者制定的预算目标值是 1 000 万元，该科室实际完成 1 050 万元，系数 a 定为 0.3，系数 b 定为 0.5，系数 c 定为 0.6，则：

口腔科可得薪酬 = 60+0.5×（1 060 – 1 000）+0.6×（1 050 – 1 060）=84 万元

（二）预算工作考核

预算工作考核，是对预算管理各环节工作质量的评价，其目的是促进预算管理水平的提高。其主要考核内容包括：

（1）预算编制的准确性；

（2）预算编制的及时性、规范性；

（3）预算执行程序的规范性；

（4）预算分析的及时性、全面性；

（5）预算工作组织的周密性等。

五、制定预算奖惩方案

制订预算奖惩方案时不仅需要考虑预算执行结果与预算标准之间的差异和方向，还要将预算目标直接作为奖惩方案的考核基数，以鼓励各责任部门尽可能地提高预算的准确性。

六、预算考核的组织实施

预算考核作为全面预算管理的一项职能，在预算管理的整个过程中都发挥着重要作用，是从预算编制、预算执行到预算期结束的全过程考核。

（一）预算编制的考核

预算编制是全面预算管理的首要环节，预算编制是否准确、及时，对于预算能否顺利执行至关重要。这一阶段预算考核的主要内容是建立预算编制的考核制度，对各预算编制部门编制预算的准确性和及时性进行考核、评价，促进各部门保质、保量、按时完成预算编制工作。

（二）预算执行的考核

预算执行考核是一种动态考核，是对预算执行和预算标准之间的差异所做的即时确认、即时处理。因此，这一阶段预算考核的主要内容是建立预算执行考核制度，对各部门预算执行过程进行考核和评价，及时发现预算执行中存在的预算偏差和问题，为预算管理部门及预算执行部门实施预算控制、纠正预算偏差或调整预算提供依据。

（三）预算结果的考核

预算结果的考核属于事后考核，以预算目标为依据，以各个预算执行部门为对象，对各预算执行部门的预算完成情况进行的综合考核与评价。其主要内容包括建立预算综合考核制度、实施预算综合考核、确定预算差异、分析差异原因、落实差异责任、考核预算结果、评价各责任部门工作绩效、进行奖惩兑现。预算综合考核作为本期预算的终点和下期预算的起点，不仅涉及对单位内部各部门的绩效评价和利益分配，而且关系到单位整体运营绩效评价以及对全面预算管理实施结果的评价，是预算考核的重点内容。

第十章　全面预算信息化应用实践

第一节　全面预算信息化概况

全面预算管理涉及的部门多，需要的数据维度多、数据量大，结构复杂；与日常支出业务联系紧密，控制难度大；业务处理频繁，工作强度大。单位的全面预算涉及单位的所有部门和所有岗位，编制内容涉及经济运营、医疗活动、现金流量、投资活动等，各种类型的预算内容需要运用不同的编制方法、编制流程和控制流程，预算控制需要及时、有效。全面预算管理要求的复杂性已经突破了以往靠手工和电子表格编制的范畴，传统的预算管理手段已经不能满足现代全面预算管理的需要，全面、综合、合理的预算管理必须依靠计算机软件辅助完成，预算信息化已经成为单位开展全面预算的必然选择。全面预算信息化是采用现代信息技术，对传统的单位预算编制、预算控制等预算信息进行重整；并在重整的现代全面预算管理基础上，建立信息技术与预算管理高度融合、充分开放的现代全面预算信息系统；是基于信息化管理工具的全面预算管理模式，发挥资源与管理的整合协同效应，确保最终实现单位的战略目标和单位的持续发展。

一、单位开展全面预算信息化的作用

全面预算信息系统运用现代信息技术，通过网络系统，使业务处理高度自动化，信息高度共享，能够提高预算编制的合理性和有效性，实时准确地进行预算控制，并及时分析预算执行情况，反馈预算信息。它不仅仅是信息技术运用于全面预算上的变革，更代表一

种与现代信息技术环境相适应的新的全面预算管理思想，全面预算管理信息系统具有以下特征：

1.信息的综合性

由于一个单位的经济运营活动是一个相互联系、相互制约的综合体，而全面预算是从价值方面综合反映和监督单位经济运行状况，因此其反映的信息必须是综合性的；在单位的整个经济运行过程中，将单位的会计核算、成本核算、物资耗材、固定资产、收费、医嘱、医保等数据信息整合在一起，形成一个综合的、一体化的管理模式。

2.信息的刚性

在现代单位经济运行精细化管理中，全面预算是贯穿整个经济管理活动的主线，主要表现在预算的执行上；预算下达后，各个责任主体就严格按照预算执行，管理层就在各个环节通过预算来约束和控制执行层的经济行为，在这个过程中预算信息的刚性显得尤为重要，预算信息下达后不能轻易被修改和僭越。

3.信息传递的双向性

单位的信息流是物流、业务流和资金流的综合体，预算信息是资金流的综合反映，预算编制的基础需要来源于业务工作量、物资、固定资产、工资的历史数据信息等；科室收入、物资资产的采购和消耗等日常支出行为在业务发生时也需要预算信息进行控制和事后分析比较。

4.信息的实时性

通过实时的预算信息系统，单位各级管理者可以实时根据预算数据进行预算控制，随时获取最新的预算执行信息，用来分析特定事项的预算影响。随着医改的深入和医保政策的出台，单位的运营管理压力越来越大，单位管理者就需要通过预算的手段优化资源配置和管控单位的经济运行。目前不少单位已经意识到全面预算的重要意义，陆续采用全面预算管理方法。但由于缺乏科学的预算管理工具，普遍仍存在以下问题：

（1）预算内容不全面。全面预算应该是一个覆盖单位运营活动及各个部门和每名职工的整体工程，强调整合和优化单位各种资源，使之发挥最大效能。但在实际工作中存在只重视收支预算，忽视其他预算，缺乏部门预算等现象。

（2）预算编制不科学。由于没有一个有效的组织体系来引导全面预算的实施，仅由财务部门负责完成的预算编制无法发挥各个职能部门的基础作用。编制的预算必定缺乏可操作性，容易造成预算脱离实际，降低预算的权威性。

（3）预算考核不严格。预算的执行是对预算编制内容的实现。若不严格考核预算的执行，就会使预算形同虚设。对超标使用资金、随意改变资金用途等缺乏相应处罚，导致预算缺少刚性约束，失去严肃性。

（4）预算管理不高效。在预算管理的全过程中，涉及单位各个业务领域都要计算大量的数据。但传统手工预算管理耗时且烦琐，且按业务条块分割的数据在各个部门形成信息孤岛，无法实现内部信息共享，严重影响预算管理工作效率。

通过全面预算信息化系统建设，基于市场预测和运营计划，对单位所有的业务进行全过程跟踪，科学反映预计财务状况及运营成果，有利于单位实现以下管理目标：

1.有利于科学管理单位

运用预算管理模型，科学量化单位战略目标，合理分解各部门及个人的责任目标。全面涵盖运营预算、资本预算、财务预算、存货预算、医保总额预算，实现多纬度精细化管理，为全面预算提供现代化手段。

2.有利于优化管理流程

通过单位 HRP 系统（单位综合运营管理）与全面预算信息系统的紧密结合，推进财务、物资与预算的流程一体化，避免数据传递滞后。实现面向流程的事前、事中、事后控制和分析，完善与落实单位战略目标。

3.有利于医疗资源的合理配置

运营合理的预算编制方法，单位管理者可以根据需要对单位的医疗资源进行合理的控制和规划，通过编制医疗运营活动、投资活动、现金流量等预算，建立预算预警系统，从源头控制资金的流向，使单位各项资源得到有效配置，保证资金的安全、资产的完整，从而实现单位的社会效益和经济效益。

4.有利于各单位组织协同办公

搭建各部门沟通协调的信息化管理平台，实现总院与分院、科室之间协同，职能部门与成员单位之间协同，全面预算系统与业务系统之间协同。解决资源配置不平衡的矛盾，确保预算数据的准确和信息资源的共享，并保障执行情况的实时反馈。

5.有利于强化预算控制力度

计算机管理避免了人情管理的弊端，防止人为因素的干扰；可以提升单位管理层的控制能力，加强内部控制力度和深度；计算机软件还可以做到信息的及时共享、实时控制，将预算信息迅速转化为有效的控制信息，通过事前、事中的控制，强化预算的控制力度和控制的有效性。

6.有利于完成预算考评机制

绩效评估的目标与预算目标是一致的，二者协调一致才能成为管理的利器。实行全面预算是促进单位绩效评估的保障，以预算为考核和评价各个科室及个人执行力的一个指标，将会激励和约束科室和职工个人的行为，所以要将全面预算管理纳入业绩考评体系，确保全面预算管理落实到位。信息系统可以及时对预算的执行进行反馈，对预算执行信息和预算数据进行比较，分析预算进度和执行过程中的问题，不仅有利于管理者的决策判断，而且为预算执行层面提供了预算指标的绩效考评基础。

二、全面预算信息化系统的基本框架

单位预算管理系统是以业务量和事业计划为基础，面向全院、职能科室和业务科室进行全面、科学、精细、灵活的预算管理，包括事业计划、医疗计划、财务收支预算、存货预算、资本预算、现金流量预算、专项预算等，提供预算编制、预算下达、预算调整等功能，并可进行预算执行分析、支出控制实时控制；为单位落实全面预算下的实时控制、目标管理提供可靠保障，并为单位的绩效考核管理提供科学的参考依据的一个集预算编制、预算控制为一体的信息化软件系统。它能够围绕单位的战略目标，辅助单位建立起更加完善科学的预算管理体系，帮助单位实现事前控制，同时加强事中和事后控制，有利于管理者实现对预算编制、执行、监控、分析、反馈、决策等环节的全面控制。信息系统的编制内容、编制方法和编制模式如表 10-1 所示。

表 10-1　全面预算信息化基本方法

序号	编制内容	编制依据	编制方法	编制模式
1	收入预算	工作量、事业计划	固定预算、增量预算	自下而上、上下结合
2	支出预算	工作量、事业计划	零基预算、增量预算	自上而下、上下结合
3	采购预算	工作量、事业计划	零基预算	自下而上
4	物资消耗预算	工作量、事业计划	弹性预算、增量预算	自下而上
5	项目预算	工作量、事业计划	零基预算	自上而下
6	财政部门预算	工作量、事业计划	零基预算、增量预算	自上而下
7	现金流量预算	工作量、事业计划	零基预算	自上而下

预算信息化管理在单位管理中具有重要的意义，它改变了单位预算管理的模式，从粗放式的管理转变为精细化的管理，并与单位的其他业务系统进行业务整合，将医疗业务紧密结合起来，提高了预算的精细化程度，以及预算控制的准确度和可信度。

第二节 全面预算信息化基础

全面预算信息化系统的建设与管理是一项复杂的系统工程。由于全面预算管理编制程序复杂，涉及数据众多，预算实行过程中常陷于烦琐的计算、统计中，需要单位投入较多的人力、物力、财力等，因此，系统要根据系统工程的要求，结合本单位预算管理工作的实际情况来精心组织和实施。

一、基础字典的整理

（一）基础字典的定义

与预算相关的基础字典主要有预算科目、计划指标、费用标准、预算科室、项目信息、资金来源、现金流量字典、物资分类、支付方式等；各种编码字典要规范、统一，尽量与单位信息化财务系统编码保持一致。

1.预算科目

指单位进行预算管理采用的科目，预算科目的设置一般可以根据会计科目来生成，分为收入预算科目和支出预算科目。维护的信息包括编码、名称、类别、编制模式、编制方式、是否科目合并设置等内容。针对支出科目，需要自动合并会计核算中的医疗业务成本与管理费用支出科目作为预算支出科目。

2.计划指标

根据单位的事业计划以及医疗计划进行定义；维护的信息包括编码、名称、分类、来源、指标类型等；一般为门急诊人次、住院床日、药占比等。

3.费用标准

根据单位的费用标准进行定义；维护的信息包括编码、名称、分类、来源、指标类型等信息；一般为单位诊次费用、床日费用；科室的诊次费用、床日费用。

4.预算科室

指单位需要进行预算管理的科室，可以预算到职能科室，也可以预算到业务科室。根据预算管理需要维护科室编码、名称、类别、属性等信息，单位科室一般分为以下4大类：

（1）临床服务类：指直接为病人提供医疗服务，并能体现最终医疗结果、完整反映医疗成本的科室。包括门诊科室、住院科室等。

（2）医疗技术类：指为临床服务类科室及病人提供医疗技术服务的科室，包括放射、超声、检验、血库、手术、麻醉、药事、实验室、临床营养科等科室。

（3）医疗辅助类：是服务于临床服务类和医疗技术类科室，为其提供动力、生产、加工、消毒等辅助服务的科室，包括消毒供应、病案、门诊挂号收费、住院结算等核算科室。

（4）行政后勤类：指除临床服务、医疗技术和医疗辅助科室之外从事行政后勤业务工作的科室，包括行政、后勤、科教管理等科室。

5.项目字典

一般大型单位都是集医疗、科研、教学为一体，有相当大的规模，所以存在大量的财政项目、科教研项目和基建项目；项目字典维护的主要信息包括编码、名称、类别、开始年度、负责人、经费来源构成等信息。

6.资金来源

资金来源是新财务制度强调的一个重要内容，主要用于区分单位自有资金以外的财政补助、科研教学等其他资金来源；对物资、药品、设备采购、基建，以及科教研项目的预算、申报、核销都有需要维护资金来源的编码和名称。

7.现金流量字典

现金流量项目的类别分为：开展医疗业务发生的现金流入和流出、开展科研业务发生的现金流入和流出、开展教学业务发生的现金流入和流出，以及开展其他业务发生的现金流；根据定义的类别，用户可以维护现金流量的具体项目和流入流出方向，维护的信息包括现金流量类别的编码、名称，以及现金流量项目的编码、名称、现金流量项目与支出项目的对应关系。

8.物资分类

与物流管理中的物资分类保持一致，物资分类维护的主要信息包括编码、名称、物资分类与预算科目的对应关系。

9.支付方式

付款时采用的结算方式。维护的信息包括编码、名称、支付属性，其中支付属性有：现金、银行存款、应收款、财政直接支付、财政授权支付、财政其他支付等。

10.医保类型

在编制收入预算的时候需要按照病人的属性区分医保病人来源，医保类型一般分为城镇居民、城镇职工、新农合三种。

11.支出项目

用于专项支出预算和日常支出预算编制，通过设置预算科目、会计科目能实现和预算、会计的整合。

（二）定义报表模板

1.增加报表模板字典

在报表管理模块中，将常用的报表模板维护进系统；包括编码、名称、期间类型、汇总方式、是否为部门预算等。

2.编辑报表文件

如果没有报表字典，可以编辑对应的模板文件，包括各个单元格的样式、各个单元格的取数公式等。

3.定义审核公式

由于各个报表存在数据钩稽关系，包括表内数据关系和表间数据关系。因此，需要定义各个模板的审核公式。

二、初始化方案及数据整理

（一）初始化预算编制方案

预算编制层设置：预算编制一般可以编制到以下四个层面，单位根据管理需要，对收入预算、支出预算分别选择编制层面；四个层面为：单位年度预算、单位月份预算、科室年度预算、科室月份预算。

预算编制模式设置：单位根据实际情况，设置收入预算、支出预算采用的编制模式。当支出预算采用自下而上的编制模式时，又可以分为两种编制方式，一种直接通过职能科室编制归口部门支出预算，另外一种通过业务科室编制支出预算。

预算分解方式设置：单位将单位预算自上而下分解时，要设置分解方式。预算的分解方式分为多种，一般有：均摊、历史数据比例、历史数据×增减比例、全面贯彻等方式。

（二）初始化预算编制基础数据

为了保证预算系统的顺利实施，在实施新预算管理系统的时候，必须将预算启用年度以前一年或多年的科室执行数据导入系统中。主要包括以下的初始数据：

（1）费用标准：导入单位诊次费用、床日费用数据；科室的诊次费用、床日费用数据。

（2）科室计划执行数据：导入科室以往年度的计划数据，作为预算启用年度编制计划预算的参考依据。

（3）科室预算执行数据：导入科室以往年度的收入、支出实际发生数据，作为启用年度编制预算的参考依据。

（4）资金数据：预算启用年度的年初资金余额。

（5）物资消耗定额数据：导入科室以往年度物资消耗的定额数据，作为启用年度编制物资分类预算的参考依据。

（6）项目预算初始数据：导入截止到预算年度的所有未结项的项目预算数据，包括项目预算总额、支出项目的明细数据。

三、人员培训

预算信息化软件的管理和操作需要三个层面的人员：系统管理员、基本字典管理员和业务操作员。

1.系统管理员

主要职责是维护与预算软件相关的服务器、网络硬件设备；以及财务预算数据的安全管理和容灾机制的建立和管理；数据权限和功能操作权限的配置和维护。

2.基本字典管理员

主要是对系统所有基本字典进行集中维护和审核，避免个人随意维护基本字典信息，而导致字典编码和信息的不统一，防止出现查询统计结果不准确的现象。

3.业务操作员

按照自己的岗位要求和系统分配的权限对系统进行日常操作。

根据以上各个岗位的职责，对系统相关的管理人员、业务使用操作人员，进行业务和系统的培训。制定考核计划和制定考核指标，使之有能力担负起自己的职责，并对培训的结果进行考核。

第三节　全面预算信息化建设

单位各项预算之间，前后衔接、相辅相成、环环相扣，存在着严格的钩稽关系，形成一个完整、科学、系统、牵一发而动全身的全面预算管理体系。

预算管理体系搭建，全面预算之间的结构关系如图 10-1、10-2 所示。

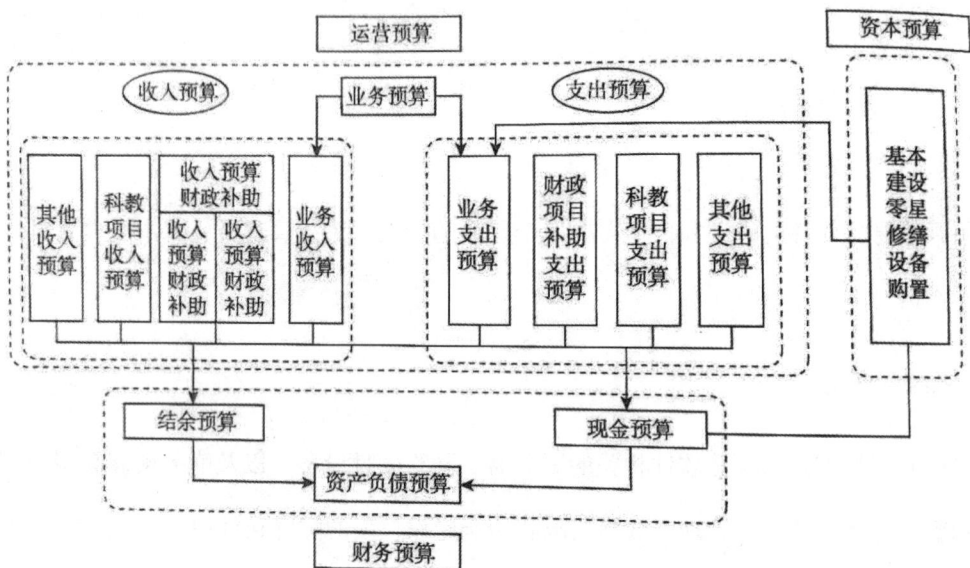

图 10-1　全面预算之间的结构关系

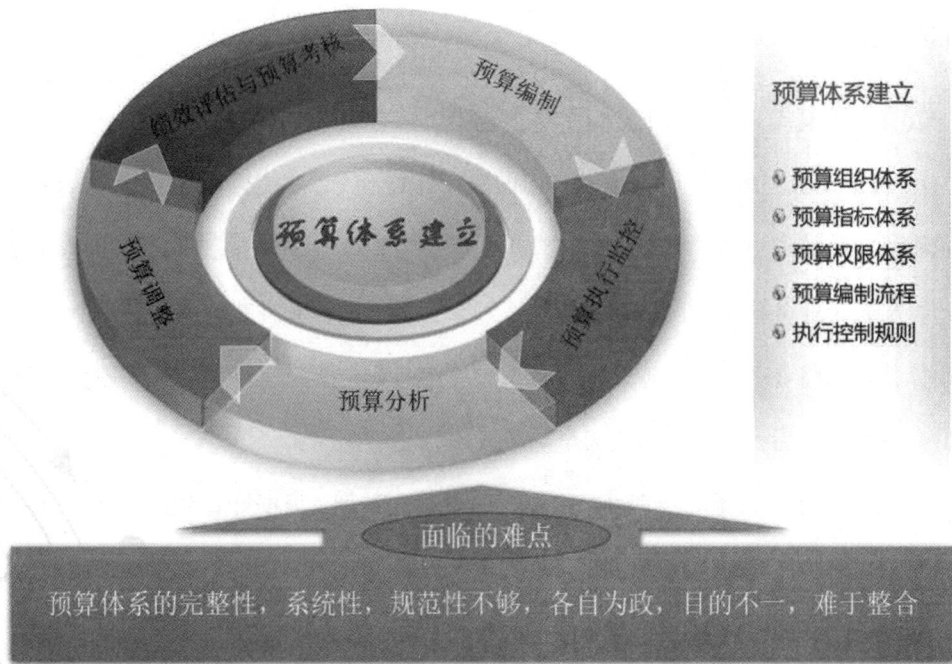

图 10-2　全面预算系统搭建

一、预算准备

单位预算管理是单位运营管理的业务主线，最终实现资源合理配置，达到单位战略目标。

1.编制流程

包括方案制订、预算编制、审核、下达、调整、执行、分析。

2.预算内容

业务收入预算、财政补助收入预算、科教项目收入预算、其他收入预算、业务支出预算、财政项目补助支出预算、科教项目支出预算、其他支出预算等。

3.编制模式

一般有三种模式：自上而下、自下而上、上下结合。

（1）自下而上：由业务科室编制自己的医疗计划，或者职能科室代编业务科室医疗计划，职能科室审核通过后，汇总到预算管理委员会。预算管理办公室根据医疗计划的计算公式计算出各个业务科室的门诊、住院收入预算，再根据预算方案分解计算出所有的收入科目预算，最后将业务科室医疗计划、收入预算汇总成全院医疗计划和收入预算。预算管理委员会审批通过后，正式下达成为全院收入预算。

（2）自上而下：由预算管理办公室制订全院医疗计划，根据计算公式计算出全院收入预算，根据预算方案将全院医疗计划、收入预算分解到各个业务科室形成科室收入预算。预算管理委员会、职能科室审查后，正式下达成为单位收入预算。

4.系统中预算方案设置

（1）设置收入预算的计算模板、增长比例、收入预算的分解方式等内容，根据这个设置就能自动计算出临床科室预算收入、医技科室预算收入、全院预算收入。

（2）预算方案按内容分为计划和收入预算两类，即可以对计划指标和收入预算科目进行计算定义。按使用范围分为单位模板和科室模板，分别适用于全院和科室。对于科室类的模板，需要配置科室权限，实现不同的科室使用自己不同的模板。如图10-3所示。

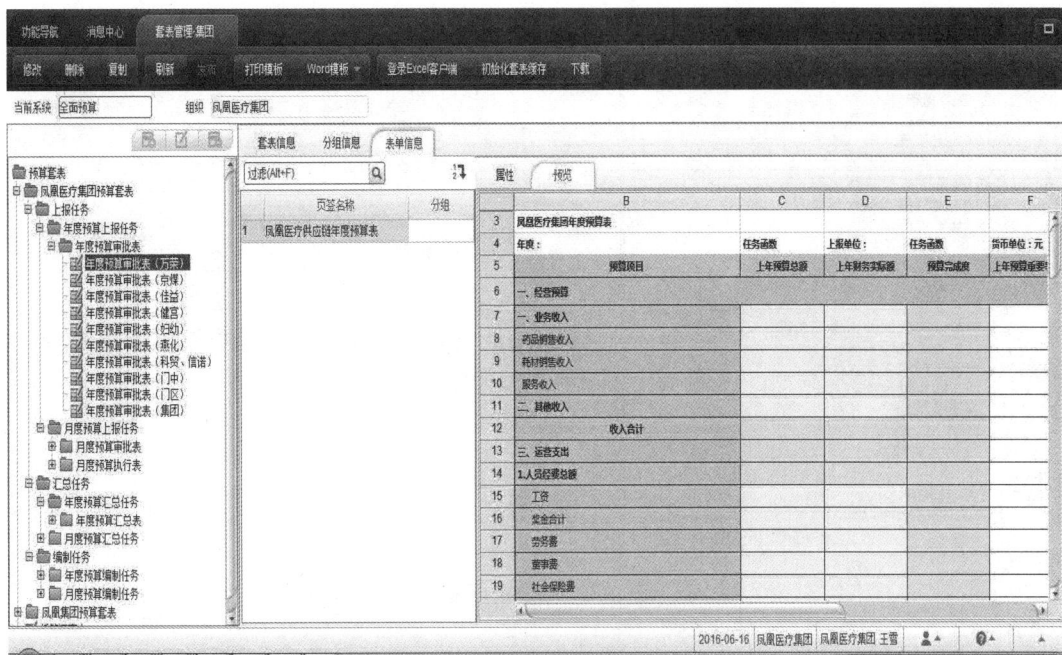

图 10-3　预算方案设置

二、预算编制

单位的业务计划指标，主要包括临床科室的门急诊人次、住院床日、出院人数等，测算出诊次费用、床日费用、出院人均费用、床位使用率、床位周转次数等，是编制收入预算的基础。

（1）科室费用标准：门诊科室的诊次费用、住院科室床日费用，这些费用是计算门诊科室、住院科室收入预算的依据。

（2）科室年度计划：维护临床科室年度计划指标数据，包括门急诊人次、住院床日、出院人数等基本数据。这些数据能根据预算方案自动计算出来。如图 10-4 所示。

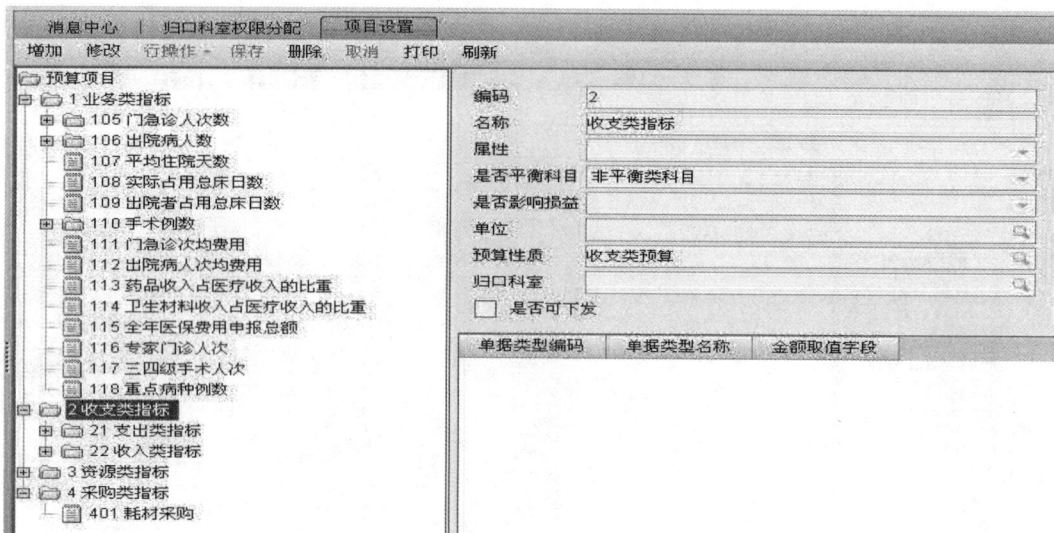

图 10-4　预算项目设置

（3）单位年度计划：维护全院年度计划指标数据，包括门急诊人次、住院床日、出院人数等基本数据。这些数据能根据预算方案，从临床科室年度计划自动汇总计算出来。

（4）单位的收入预算指各个临床科室的业务收入，包括门诊收入、住院收入。临床科室年度预算收入数据，包括门诊收入、住院收入。这些数据能根据预算方案自动计算出来，通常是根据门急诊人次和诊次费用计算门诊收入，根据住院床日和床日费用计算住院费用，各个下级科目的具体费用则通过历史比例计算出来。

图 10-50　科室预算

随着医保的深入开展，单位病人中医保的比例越来越大，单位越来越需要知道各个医保收入的预算，以便做好和各个医保部门的衔接工作。因此单位的事业计划、收入预算需要深入到病人的身份，一般包括城镇职工医保病人、城镇居民医保病人、新农合医保病人。本年度医保预算的编制通常是根据上年实际医保收入数据，结合本年度预计的收入增长比例计算出来。

（1）医保预算编制方式：按照本区域医保病人的属性占医疗收入的比例，根据历史数据测算出医保收入的预算。对城镇职工、城镇居民、新农合、自费病人的收入，可以通过与 HIS 对接，归集医保病人及自费病人的收费数据。

（2）医保预算执行数据：对不同的医保预算执行可以通过衔接各医保系统，引入实际医保报销数据作为医保执行数据。

财政补助收入，即单位按部门预算隶属关系从同级财政部门取得的各类财政补助收入，包括基本支出补助收入和项目支出补助收入。财政基本支出补助收入预算一般根据离退休人员人均费用，结合可能的政策性亏损编制。财政项目支出补助收入预算一般根据年度内所有财政专项的经费到账计划编制。财政补助收入预算的执行数据来自会计凭证"财政补助收入"科目的贷方数据。

科教项目收入，即单位取得的除财政补助收入外专门用于科研、教学项目取得的收入。由科研处、教育处主管的相关课题的申报、审批、经费、成果管理，财务处需要统一管理的所有科教课题的经费。所有批复的科教项目都有自己的经费计划，科教项目的收入预算通常由科教项目预计经费到账时间、金额决定。

单位的支出预算指单位各个科室医疗业务成本和管理费用预算，由于这两个预算的内容基本一致，为了看到支出预算的整体，因此在编制时采用合并编制的方式。

（1）业务科室支出：分年度和月份编制；单位各个业务科室年度预算支出数据，包括年度内的各项支出费用预算。根据历史实际支出结合本年增长比例能直接测算出来，也可以由全院支出总预算或者主管的职能科室预算按照历史比例分解计算出来。

（2）职能科室支出：分年度和月份编制。单位各个主管职能科室年度预算支出数据，包括年度内的各项支出费用预算。如果是从业务科室开始编制支出预算，职能科室年度支出预算能够由业务科室年度预算汇总生成。

（3）单位年度支出：全院年度预算支出数据，包括所有的医疗业务成本和管理费用。如果是自上而下模式，这些数据能根据预算方案自动计算出来，通常是根据历史数据和增长比例计算出来。如果是自下而上模式，则从业务科室年度预算汇总产生出来。

（4）单位月份支出：全院月份预算支出，通常由科室月份预算数据汇总产生出来，实现对全院的各项费用按月进行预算分析。

预算支出如图 10-6 所示。

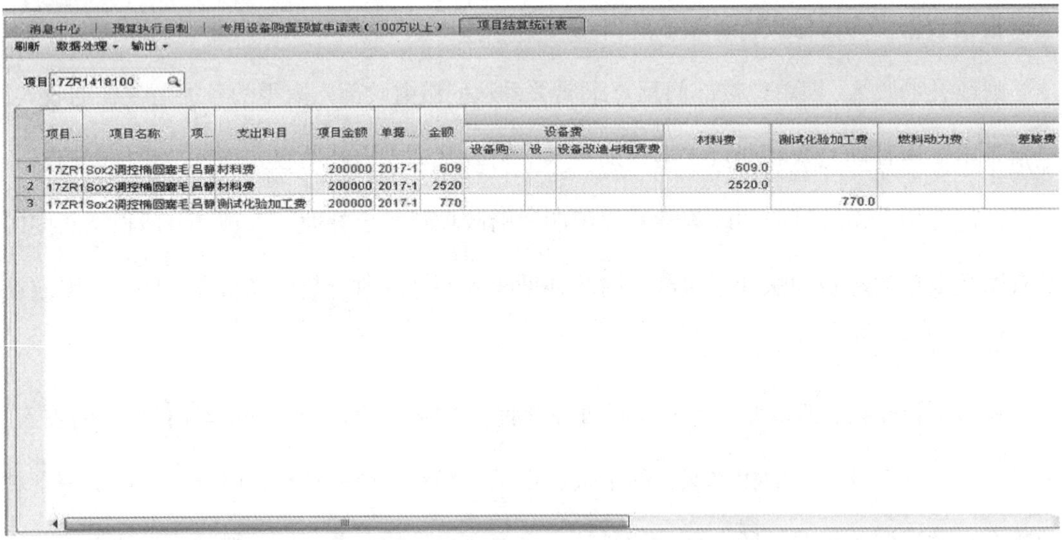

图 10-6　预算支出

三、预算执行

预算执行是指各个科室实际收入数据，这个数据能真实地反映预算执行情况。预算的收入数据通常和科室成本的收入数据是一致的，所以预算的收入执行数据一般直接从科室成本系统取得，通常预算执行数据每月导入一次。如图 10-7、10-8 所示。

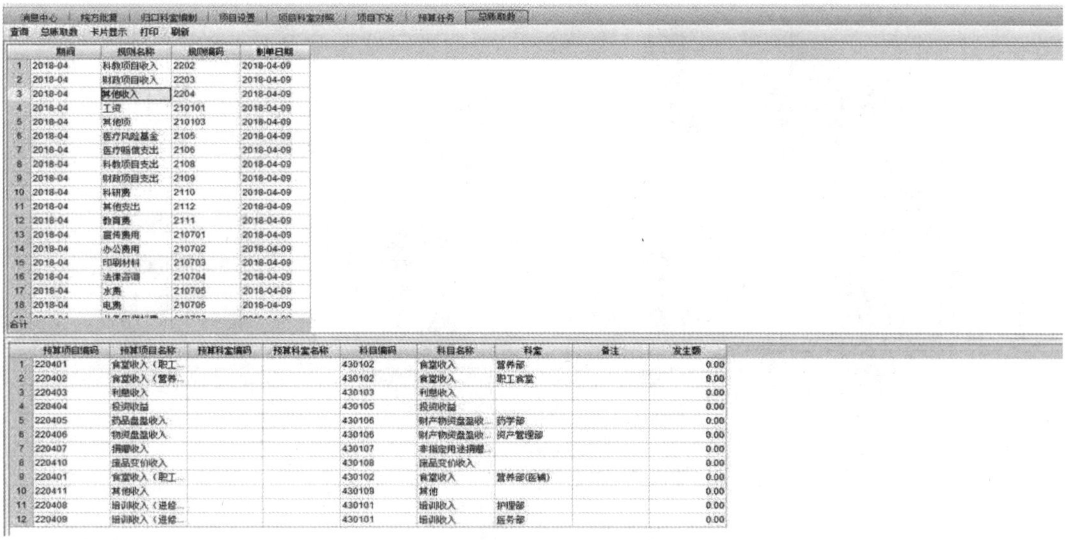

消息中心 | 归口科室编制 | 项目设置 | 项目科室对照 | 项目下发 | 预算任务 | 总账取数

查询 总账取数 卡片显示 打印 刷新

	期间	规则名称	规则编码	制单日期
1	2018-04	科教项目收入	2202	2018-04-09
2	2018-04	财政项目收入	2203	2018-04-09
3	2018-04	其他收入	2204	2018-04-09
4	2018-04	工资	210101	2018-04-09
5	2018-04	其他项	210103	2018-04-09
6	2018-04	医疗风险基金	2105	2018-04-09
7	2018-04	医疗赔偿支出	2106	2018-04-09
8	2018-04	科教项目支出	2108	2018-04-09
9	2018-04	财政项目支出	2109	2018-04-09
10	2018-04	科研费	2110	2018-04-09
11	2018-04	其他支出	2112	2018-04-09
12	2018-04	教育费	2111	2018-04-09
13	2018-04	宣传费用	210701	2018-04-09
14	2018-04	办公费用	210702	2018-04-09
15	2018-04	印刷材料	210703	2018-04-09
16	2018-04	法律咨询	210704	2018-04-09
17	2018-04	水费	210705	2018-04-09
18	2018-04	电费	210706	2018-04-09
合计				

	预算项目编码	预算项目名称	预算科室编码	预算科室名称	科目编码	科目名称	科室	备注	发生额
1	220401	食堂收入（职工...			430102	食堂收入	营养部		0.00
2	220402	食堂收入（营养...			430102	食堂收入	职工食堂		0.00
3	220403	利息收入			430103	利息收入			0.00
4	220404	投资收益			430105	投资收益			0.00
5	220405	药品盘盈收入			430106	财产物资盘盈收...	药学部		0.00
6	220406	物资盘盈收入			430106	财产物资盘盈收...	资产管理部		0.00
7	220407	捐赠收入			430107	非指定用途捐赠...			0.00
8	220410	废品变价收入			430108	废品变价收入			0.00
9	220401	食堂收入（职工...			430102	食堂收入	营养部(医辅)		0.00
10	220411	其他收入			430109	其他			0.00
11	220408	培训收入（进修...			430101	培训收入	护理部		0.00
12	220409	培训收入（进修...			430101	培训收入	医务部		0.00

图 10-7　预算执行

消息中心 | 业务类执行表

查询 打印 刷新

年度 2018　预算类型 业务类预算　按月度展开执行

统计口径 预算执行　归口科室

		项目名称	归口科室	是否...	是否录入明细	预算额	执行额	剩余额/差异	执行率
1	Y...	出院者占用总床...	医务部			1,014,000.00	117,135.00	896,865.00	11.55%
2	...	实际占用总床日...	医务部			1,026,000.00	116,882.00	909,118.00	11.39%
3	...	住院手术例数	医务部	✓		100,100.00	12,313.00	87,787.00	12.30%
4	S...	手术例数	医务部	✓					
5	Z...	其中：门急诊医...	医务部			1,780,691.00	287,301.00	1,493,390.00	16.13%
6	Y...	出院病人次均费...	医务部			21,780.00	16,384.97	5,395.03	75.23%
7	Z...	门急诊次均费用	医务部			367.20	314.88	52.32	85.75%
8	Z...	门急诊人次数	医务部	✓		3,926,620.00	625,670.00	3,300,950.00	15.93%
9	...	卫生材料收入占...	医务部			20.00	22.18	-2.18	110.90%
10	P...	药品收入占医疗...	医务部			30.00	28.17	1.83	93.90%
11	S...	三四级手术人次	医务部	✓		24,950.00	3,328.00	21,622.00	13.34%
12	...	专家门诊人次	医务部	✓		625,042.00	101,015.00	524,027.00	16.16%
13	ZY	平均住院天数	医务部			6.80	7.19	-0.39	105.74%
14	YB	其中：住院医保...	医务部			50,354.00	7,495.00	42,859.00	14.88%
15	...	重点病种例数	医务部	✓		29,728.00	2,370.00	27,358.00	7.97%
16	B...	全年医保费用申...	医务部			1,219,851,906....	173,924,052.14	1,045,927,854....	14.26%
17	Y...	出院病人数	医务部	✓		120,687.00	16,283.00	104,404.00	13.49%
合计						1,228,572,282....	175,230,601.53	1,053,341,680....	

图 10-8　预算执行

在预算的执行过程中，预算的控制是通过信息系统得以执行的，控制的方案设置如图10-9所示，有刚性控制、柔性控制、提示控制等。

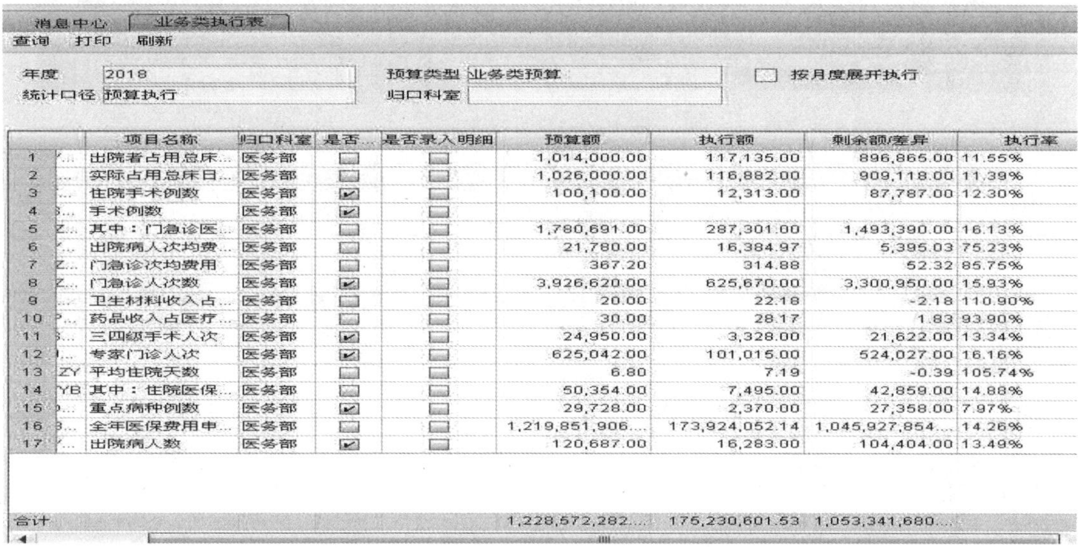

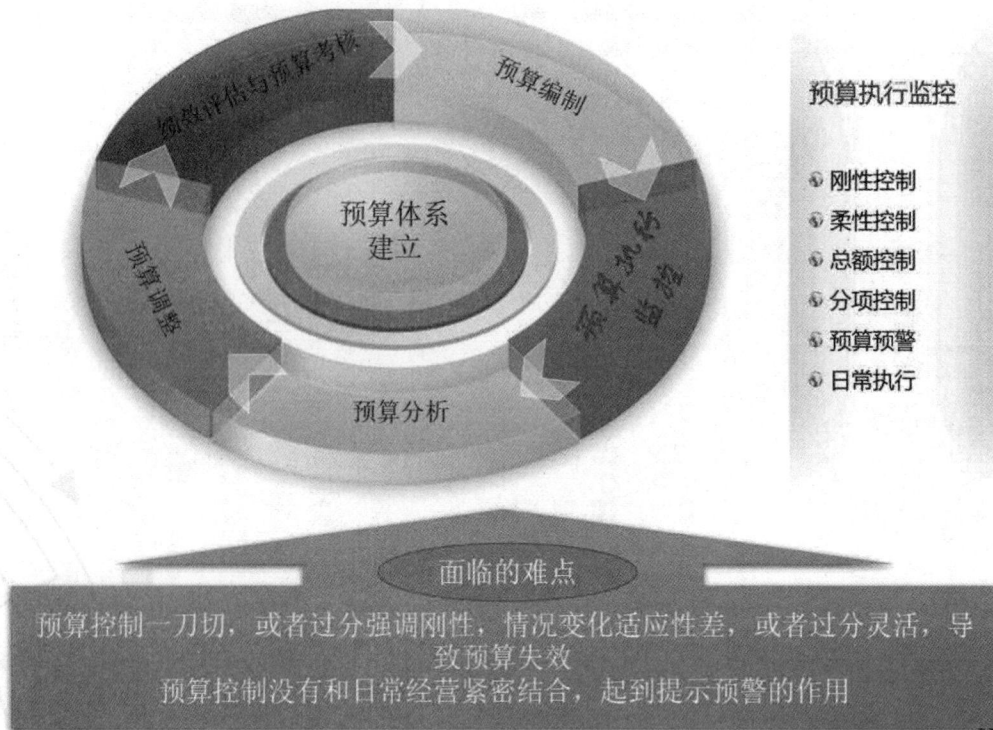

图 10-9　预算控制方案

和单位 HRP 系统进行集成应用，可以从业务端取得实际发生数，进行预算数的执行跟踪与控制。执行取数如图 10-10 所示。

图 10-10　实际发生数取数

在费用报销的环节，根据报销科室和预算项目，进行预算控制，确保各科室的费用不超预算；执行数据临近预算临界值的预算项目，将提前进行预警。如图 10-11 所示。

172

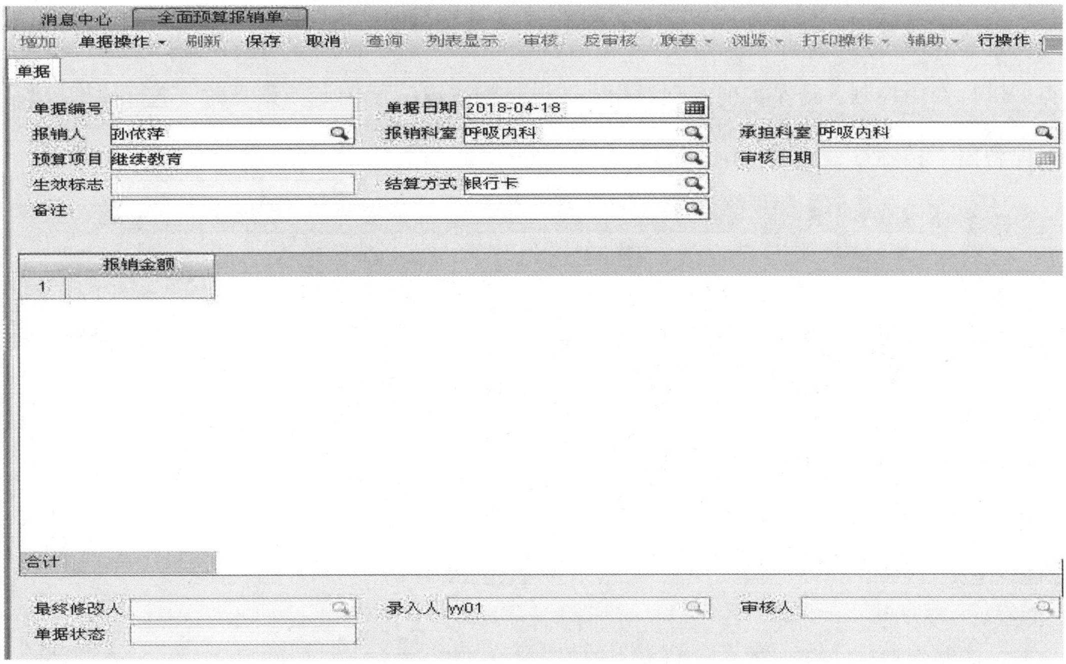

图 10-11　费用预算控制

在合同录入的环节，根据预算内容进行预算控制，如果超预算将不能保存或进行提示。如图 10-12 所示。

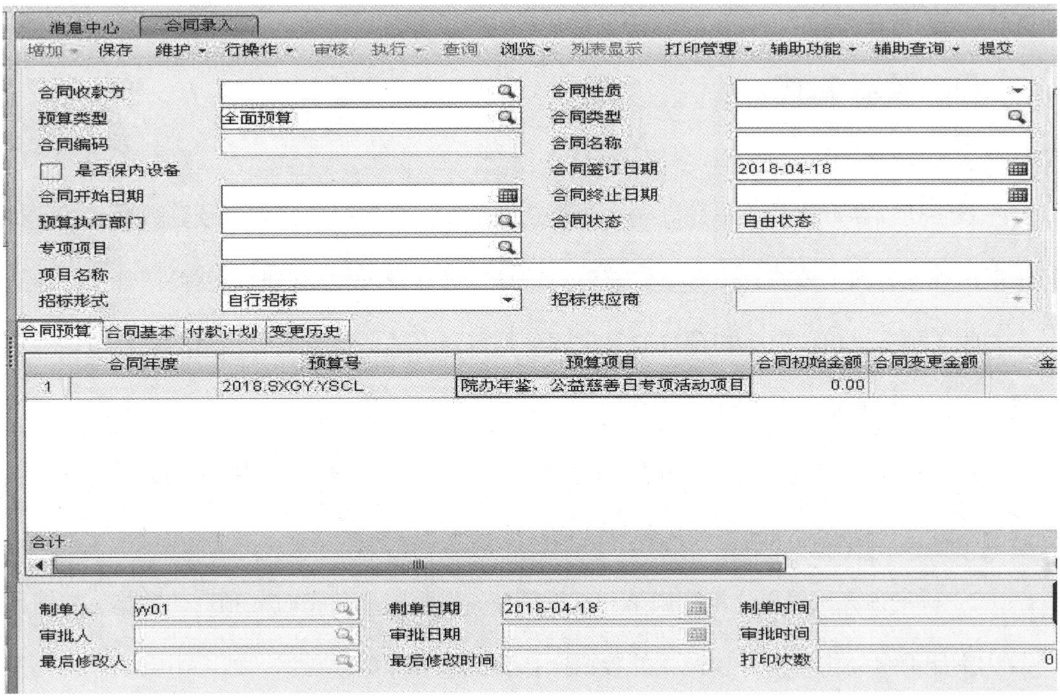

图 10-12　采购预算控制

对应财政专项和研究课题，按专项项目定义该项目可以发生的费用类型，可以按费用类型进行费用控制，确保实现专款专用；在设备购置申请使用专项预算时，进行预算校验，确保费用不超预算。如图 10-13 所示。

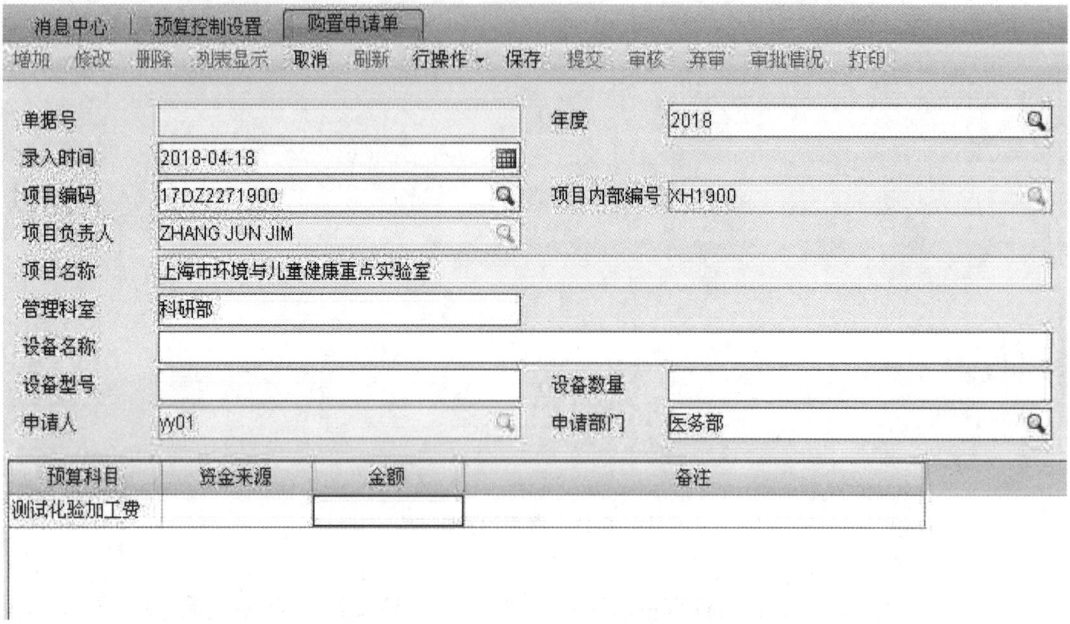

图 10-13 专项和设备预算控制

四、预算调整

一般年初预算下达后，不允许随意调整。但是在预算执行中，如果预算数据和实际执行情况出现比较大的偏差，或者单位需要对预算目标本身进行调整时，就要调整已经下达的年初收入预算。单位对年初预算的每次调整都需要下达调整方案，预算的调整包括计划调整和收入预算调整两个部分。

（1）科室计划调整：分年度调整和月度调整；调整临床科室计划指标的数据，这些数据的变动将直接导致临床科室收入预算的调整变动。

（2）科室预算调整：分年度调整和月度调整；调整临床科室收入预算的数据，根据预算方案能够自动将科室计划调整的数据计算到科室预算调整数据。如图 10-14 所示。

财务指标体系		非财务指标体系	
一、预算管理指标		服务量指标体系	门诊人次
预算收入执行率			急诊人次
预算支出执行率			出院人次
财政专项拨款执行率		医疗质量	治愈率
二、结余和风险管理分析			转好率
业务收支率	资产负债率	工作效率指标	病床使用率
流动比率	速动比率		人均手术数
三、资产运营分析		创新能力指标	研发投入产出率
总资产周转率	流动资产周转率		研发开发费用比率
四、成本管理分析		患者评价指标	病人满意度
门诊成本指标	住院成本指标		平均住院床日费用
......		......	

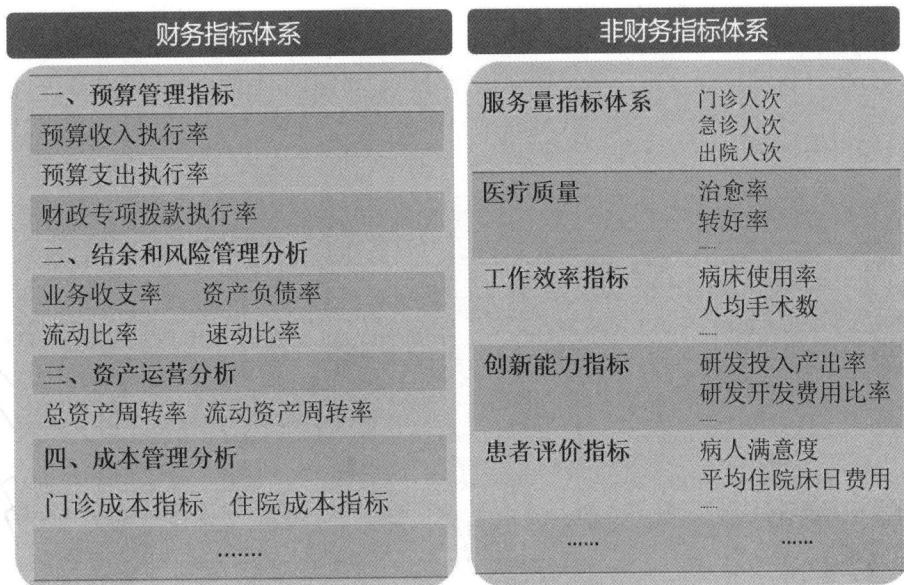

图 10-14　预算方案指标

预算调整如图 10-15 所示。

图 10-15　预算调整

6.执行分析

支出预算执行分析是事后对比支出预算数据和实际支出数据，对比差额、分析差额的原因，指导科室控制支出费用，为下年预算的编制打下基础。支出预算执行分析通常包括单位执行分析、科室执行分析、单位期间执行分析、科室期间执行分析等内容。

预算分析如图 10-16 所示。

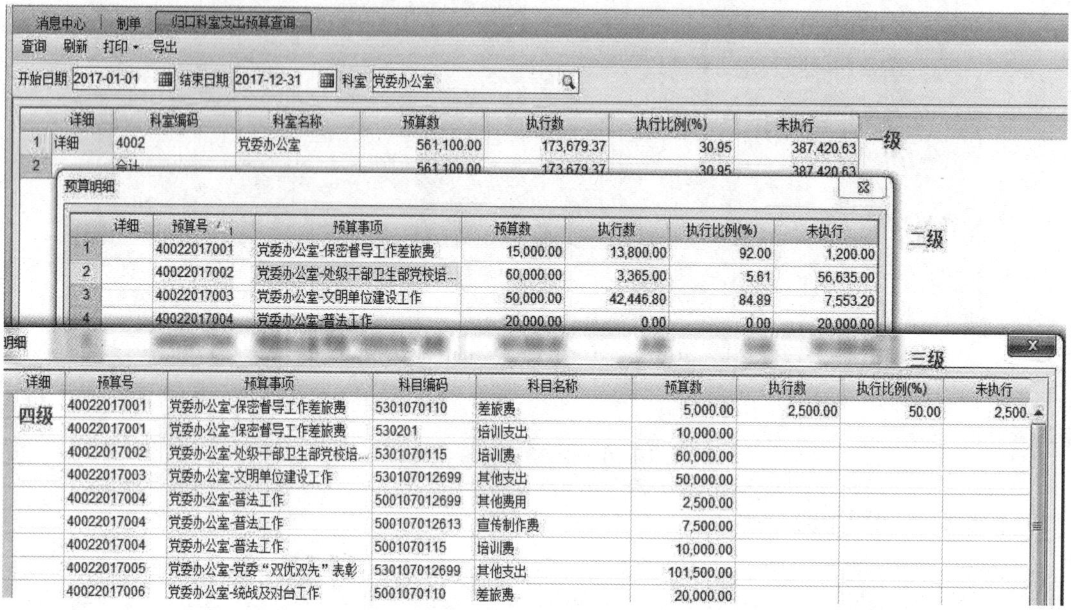

图 10-16　预算执行分析

结束语

全面预算管理的功能主要体现在战略管理、成本控制、风险控制、绩效考核、价值管理五个方面。要想使全面预算在单位发挥其价值，要坚定信念，不断改善，持续完善，并且在此基础上得以创新发展。

首先，笃定信念。只有将预算制订与企业战略紧密结合，才能使公司的战略得以落地，更为清晰地传递单位战略，提高资源分配的效率；预算管理与成本控制紧密结合，才能使预算制订人员得到精准的成本信息，制订出科学合理的预算指标；从风险控制角度而言，预算以计划为基础，全面预算管理促使单位各级管理者提前制订计划，预测可能的风险防患于未然，避免企业因盲目发展而遭受不必要的经营风险；绩效考核功能则表现为，科学的预算目标值不仅是企业与部门绩效考核指标的参照值，同时也是预算执行中不断修正，从而进一步优化的绩效考核体系；全面预算管理体系中每个调整最终都会体现为对财务指标的影响，因此，全面预算管理的整个过程是进行价值管理的过程，是医改要求，更是促进单位精细化管理、强化质量、推动单位发展必备的原动力，是我们坚定不移使用的管理系统工具。

其次，融合改进。在大数据的背景下，为更好保障单位战略目标的实现，充分发挥全面预算管理，优化流程、加强内控制度实施，提高单位运营效率、效果上的作用。一方面，是构建预算与业务、内控为一体的信息管理平台，促进单位流程再造。单位信息体系（包含人、财、物，不单纯指信息系统）主要是以业务信息体系为基础构建，价值信息不完整；且多以静态信息为基础构建，缺乏动态的过程信息；且多以整体结果体现，缺乏分部原因分析。鉴于这些现状，信息化的建设不仅能实现动态的全过程监控，还能实现原因追溯，更重要的是能促进流程再造。信息化的实施一般分为三个层次：一级为单机版预算系统（需涵盖业务预算、资本项目预算和财务预算以及各相关分析系统，靠表格导入）；二级为全院内部打通的预算系统（预算系统与 HIS 等医疗系统、物资管理系统、核算系统、财务系统等）；三级为内部互联的智慧预算管理系统（采购物流系统、差旅费定购系统等）。另一方面，是管理会计方法的应用，促进业财融合。全面预算实施本身就能促进业财融合，使财务数据分析指导业务为业务服务，业务的良好发展是目标价值实现的基础，两者相辅相成。将全面质量管理（TQM）、平衡计分卡（BSC）、作业基础管理（ABB）、标杆基础预算等新型管理工具植入现行预算体系中去，增加预算的科学性，系统性、规范性。

最后，创新发展。预算信心的坚定、方法的改进，能促进预算效果的提升，但不能使预算的灵魂活起来。让预算充满活力，永葆青春的秘诀就是：用发展创新的思维，不断完善预算管理。我们生活在一个动态的环境里，社会环境在变，经济环境在变，行业环境在变，医改进步的方向不变。药品零加成，卫材也零加成，采购方式在探索中改变，医保的支付方式由传统的按项目付费，在向按病种、按疾病诊断相关分组付费……面对这些改革，我们的经营方式是否能够及时跟进？

突如其来的"新冠疫情"造成居家隔离，但也加快了网上医疗的发展，特殊时期的预约诊疗成了强制措施。首先，公立单位今后的功能定位会不会有重大调整。其次，财政政策是否有变化。最后，随着单位内部的管理理念持续不断改变和优化，一些问题如零库存管理是否合适、感染病区如何优化等等。以上这些变革都需要我们用创新思维规划发展优化我们的预算方案。所有的一切归根结底：创新、发展是永恒的主题！单位的全面预算管理亦是如此！